U0044665

馬術治療
Hippotherapy

王挽華｜著

推薦序
意外發現

周二銘　老師

　　認識王叔已經快有三十年，為他的著作寫推薦，難免會有私人偏愛，好在這書內容實在很精采，而且我耳濡目染王叔這些年來無怨無悔地積極投入在馬術治療的領域，知道他一路走來歷經艱辛，但是看他一直樂在其中，把苦當補，愈挫愈勇，其毅力與努力皆令我佩服。

　　從王叔在此書分享他在國內努力耕耘的部分紀錄，可知這些年來，國內不少身心障礙兒童及其家長都因此受惠，更難能可貴的是許多專業人士也受其精神感召而走進這領域。

　　此書兼具理論與實務，可說是王叔這些年來在這領域所學、所見、所做、所領悟的心血之作。我意外發現，看過這書也能對「馬」、「馬術」有了通盤務實的認識；相信原本不會騎馬的人，也會因此躍躍欲試，而且騎馬的好處在這書很大篇幅說明，別說用來幫助他人，你我可能都會有興起「這可真是一種好棒的運動（興趣）」的念頭。

　　馬與人（或者說「馬與個案」）的關係在書中有很多令人感動的描述。譬如：「馬對人而言是有著無限飛翔的想像空間，而且總是願意讓想像實現。」、「人的環境中所增加的知識有許多會影響人們，馬術治療卻會在人易受感動和苦悶的行為中撫平人們的心情。」、「馬匹是堅強溝通和設定邊界的偉大老師。」

　　本書提過數次「馬術治療令人有愉快的治療環境」，王叔曾跟我描述過參加訓練的小朋友，往往一開始哭哭啼啼，到結訓時跟爸媽嚷著「下次我還要再來。」小朋友不但在身體功能上有所進步，在心理、情緒、態度上都有明顯

的調整。馬術治療在小朋友身上的治療功效令人驚艷讚嘆，顛覆傳統醫學治療的經驗，一般病患在接受治療後會說的應該是「謝謝。再見。希望不用再回來。」

本書也介紹馬術治療先進國家目前對「心理學應用」與「馬術治療」關係的最新研究與發展，才知原來馬術治療應用的領域如今已如此寬廣，令人印象深刻。

相信本書的問世將加速我國馬術治療的進步與發展。再次恭喜王叔辛苦有成，完成此經典之作。

周二銘老師簡介：

國立台灣師範大學副教授、中華民國輔助科技促進職業重建協會榮譽理事長、美國南加大電機工程博士、美國太空總署噴射實驗室研究員、飛鷹人導師。

推薦序

德國精神

黃柏誠　老師

　　王挽華先生是我於2015自德國完成博士學業歸國後，第一位以個人身分向我學習德語的學生。

　　挽華先生學習德語的動機，既不是想學習一項第二外語作為專長，也不是為了留學或考試而尋求提升德語能力，更不是因為時髦的緣故來學習德語。令我感到萬分驚訝和佩服的，是他動機的高遠和純粹。

　　出於他長久以來對馬術治療的用心和投入，以及他對於德國馬術治療專業知識的熱情和尊重，挽華先生想從零開始，一步步地學習德語，再徐徐藉著所學的德語閱讀專業的德文書籍，最後期待能將德國方面的專業知識，翻譯成中文介紹給華語圈的讀者，而推廣馬術治療。這樣的雄心和偉志，無法不令作為體力和記憶力的優勢者的我感到他用心的一面。

　　同時，在德語的教學中，我反而從挽華先生這裡領受到一些馬術治療的理念，他曾親赴德國取經，很深刻地洞察出德國在馬術治療的獨特與進步。

　　基於這點，挽華先生堪得國內馬術治療的重要開拓者之名。作為挽華先生20年來的經驗結晶的這部作品，假使沒有紀律、專注和智慧這些在他身上展現的人格特質的推動，可能無法有今天的實現。而這些特質，在我看來，無疑正是德國精神的寫照。

　　在此為挽華先生的大作立序，除了感到榮幸，也相信讀者朋友能從挽華先生的人與書中感受到其特質。

黃柏誠老師簡介：

德國科隆大學哲學博士、中研院人社中心博士後研究員、文化大學哲學系兼任助理教授

推薦序

感動和歡笑

李　欣　醫師

　　受邀於王挽華先生，我談談馬術治療在中國的進展歷程，可以用一個詞來形容，那就是「荊棘密佈，希望征途」。

　　從2005年，我一個康復醫學專業畢業的黃毛丫頭，興致勃勃的加入到騎馬運動中，而後在馬圈中的騎乘交流中，一聽說你是學醫的，就會有熱情的問你「知道馬術治療嗎？」。年輕氣盛的我想當然，國外都可以用騎馬來治療小孩子的疾病，我們為什麼不可以。從此，開始了我人生中與「馬術治療」結緣的艱辛歷程。

　　本著學康復醫學出身的先天優勢，我查閱了大量的文獻，發現馬術歷史久遠，而「馬術治療」更是在國外已經系統成型的治療方案。作為醫務工作者天生的敏感性，我立馬開工，首先儘快把國外的東西拿來為我所用，為了具有足夠的說服力，考取執照也是很重要的。從後來經歷的種種，我想當時我的決策是十分正確的。經過和AHA和NARHA的網上申請，我不但獲得了原版的培訓教材，還認識了我生命中很重要的兩個人：一個是NARHA德州區的專業馬術治療師，Priscilla女士，目前已經是物理治療師的博士，也是「馬帶來希望」國內針對於殘障兒童的騎馬治療的唯一的以個人名義創建的公益性組織的負責人。另一個是臺灣傷健策騎協會的理事長王挽華先生，他們在我們早期開展馬術治療的工作，並創建國內第一個以康復專業人員組成的馬術治療治療小組，培養人才，做出了巨大的貢獻。

　　從懵懵懂懂，到踏實實幹，整整5年的時間，我們所在公立醫院的馬術治療小組在國內馬術治療開展工作，具有歷史的意義。我們當時完全從零開始，

有很多的元素都是史無前例的。我們的康復治療小組成員異常的強大，包含有康復醫師、以專業物理治療師為主的康復治療師、言語治療師、心理治療師和來自於醫院的各個崗位的志願者，尤其是在校康復專業的臨床醫學生。他們進行充足的準備工作（宣教、安全培訓、騎馬機模擬、籌備馬場和交通、評價功能等），並利用週末的時間，遠赴郊區的馬場，在那裡為我們共同目標的馬術治療的實施，拋灑時間和青春。當時，Priscilla常駐北京為我們提供了學習到原汁原味的馬術治療的條件，在有覺悟的推廣和中國馬協的不斷促動下，我們也得到免費的馬場和交通的資助，我們紅紅火火開展了3年，每週六日，每天3-4個孩子的馬術治療，他們大多數是醫院的病人，如腦癱、自閉症等重殘患兒。並在連續的幾年的助殘日開展了大型的宣傳活動，參與人群廣泛，影響巨大深遠。在這裡經歷了太多的感動和歡笑，我們用實際的療效證明了馬術治療的奇跡。

其實，天下沒有免費的午餐，在沒有機構和政府支持下的公益活動是很難走遠的。在剛剛起步的幾年裡，我作為主要協調人，為了一個信念和夢想，到處奔波籌備，本來是為了能夠在自己康復專業的領域上更上一步，但最後卻成了活動的「行銷」和「公關」人員，在各種部門、領域和各種層次人員遊說和奔走，維繫著各種脆弱的關係，其實作為醫生的專業領域的錘煉是大大耽誤了。回首當時，運作環節中的任何一個節點出現問題都可能是致命的，以個人的能力力挽狂瀾幾乎是不可能的。很多人都想知道，到底為什麼我們沒有繼續？一、不是因為醫療安全的問題：那時候我們有全中國最資深的外籍專家，有和康復醫院配備一致的資深的治療團隊，還有專門的保險工作為患兒們量身打造的保險，沒有發生過一起事故。二、不是因為馬場場地問題：中國馬協的鼎力宣傳和資助，為了殘疾兒童也能夠有同樣騎馬的問題，他們為了我們提供了免費的室內馬場，並隔離一處相對安靜的場地，避免相互干擾，保證治療的安全進行。三、交通和費用也不是很大問題。恰好有一個患兒的家屬，從國外接觸過馬術治療，對我們的工作非常認可，主動免費出車出油，每週末馬場接送。國內的周培源基金會和國外的很多教會組織都進行資助。

我們的蒸蒸日盛的馬術治療之所以扼殺在搖籃裡的最主要的原因，即便人的財力和能力可以達到，但大部分人的意識水準還沒有上升到這個高度。「小孩子都這個樣子，你們還折騰人家，心夠狠的。」「走路都不利索，還騎馬不是找死嗎？」「騎馬康復就是騙錢，騎馬能讓孩子全好了嗎？」「當個大夫就

應該老老實實看病，臨床工作這麼忙，還有時間做騎馬這種不著調的事情。」真的、假的輿論滿天飛，最後眾口鑠金，迫於壓力不斷有人退出，我也身心俱疲退出了。在此，感謝王挽華先生對我支持和鼓勵，他即是我的老師，給我啟迪和指導，也是我的盟友，尤其是在運行經營領域上，我們會遇到相同的問題，給予我莫大的幫助和鼓勵。在那段晦暗的日子裡，我仍舊從他身體上看到努力堅持和春光希望。

　　沉寂多年，其實我根本沒有資歷寫有關「馬術治療」進展的任何文章，我是踏踏實實的沉下來，沉到土壤裡。但是，就是因為我已經脫離出來，在康復領域的進修多年後，我才對馬術治療的領域有所加深。我目前主要研究領域做核心控制、心肺康復、心理認知和人工智慧領域方面，仔細想想這些是不是都和馬術治療有關呢！我認為，馬術治療必須繼續精進，拓展神經肌肉啟動、核心肌群的控制、感覺統合治療等等傳統功能以外的東西，因為這些都可以通過三維重建和虛擬實境技術完全實現，甚至於不同特性的馬背運動、不同環境場地訓練等等。尤其是對於心理認知、盆底肌訓練和人體潛能的開發，都有重要的意義。

　　隨著人工智慧（AI）領域的不斷發展，醫工結合交叉研究的日新月異，多模組的新型康復機器人已經進入臨床。單純的慢步馬走路的模式，馬背運動只有的前後移動—前後屈—左右傾（x-Pitch-Roll）方式運動被挑選出來，經曲柄和蝸狀齒輪形成簡易的驅動裝置，最後形成現在的「8」字形的運動模式。這種模式勢必被淘汰，利用肌電、腦電、心電綜合控制，聯合其他屬性的治療機器人，發揮騎馬對於核心控制、盆底強化治療的獨特優勢，利用虛擬實境技術，取長補短，形成新型整合式的康復機器人，前景光明並不遙遠。新生代的康復醫生、治療師和康復智慧工程師的緊密聯繫，並融為一體，大勢所趨，勢不可擋。但，傳統的馬術治療又將迎來了新一輪智能化的風暴，路在腳下，何去何從？

　　當然，真騎馬和機器治療當然不能相提並論，我相信隨著未來人們的意識水準和多元化的醫療模式的介入，社會對於健康、康復、養生、健身的認知會有更多包容，騎馬治療的未知功能和全新的領域將會不斷的湧現和開發。

李欣醫師簡介：

　　現任北京清華長庚醫院康復科主治醫師MD. PhD.、2001年首都醫科大學畢業、2015年首都醫科大學康復醫學與理療學博士。

作者註：x-Pitch-Roll三度空間坐標系：pitch是圍繞x軸旋轉，又稱俯仰角、yaw是圍繞y軸旋轉，又稱偏航角、roll是圍繞Z軸旋轉，又稱翻滾角。（馬匹律動是三度空間最佳體現。）

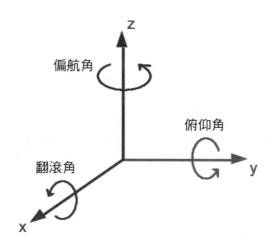

自　序

　　馬者、貴獸也！堪托生死者，獨馬可當。

～大流士一世 Darius the Great

　　大框架裡的偶然，讓我遇見了馬術治療，從此這個偶然伴隨我行遍大江南北。二隻腳再怎麼加緊腳步，也跟不上四條腿的大步走，所以我時而奔跑、時而喘氣、時而休息。回顧來時路，驚覺休息的時間占了大部分，趕快，我又開始奔跑了！

　　許多朋友人在問，你為什麼要執著馬術治療？每個人問話的語氣不同，給我的冷暖只有自己知道。語言是個很有趣的社會產物。我的回答總是慢半拍，因為我得快速的在腦袋中運轉一下，怎麼回答才是我內心要告訴大家的答案。現在有機會坐在書桌前靜靜地思考和回想這個答案；我不是因為自己的孩子或父母需要馬術治療（復健），也不是因為馬術治療可以賺上大把的鈔票。當我了解馬匹的時候答案自然呈現：馬對人有益，尤其是孩子們，馬術治療是針對需要復健的成人或孩子，提供完善的身心活動。

　　愛人比愛馬難，不過透過愛馬，你知道怎麼愛自己，當然也就知道怎麼去愛人了。

　　寫這本書也是20年的心願，推廣馬術治療也有20年，環顧四周很難找到一個不支持的朋友：圈外朋友手上的鞭子總是高高舉起，輕輕放下。圈內的伙伴，奉獻了他（她）們的心智、歲月，金錢，成就了台灣馬術治療現在的景象：孩子們的笑容在一張張照片上，復健成效烙印在孩子們重新拾回的身體與心理的日常生活上。

　　馬術治療是學習而來，不是自己的創新，所以本書的章節大都依靠老師的口述解惑、講義書籍的描繪、電腦網路的探討，加上一點點心有靈犀的領會彙整而來。只是筆者才疏學淺，文章中的理論與實際操作解釋的不夠理想是難免的，希望先進們不吝指導。

　　本書的出版有賴許多朋友的幫助及支持：感謝邱鳳嬡醫師對本書出版經費之鼎力支持，周二銘老師、黃柏誠老師、李欣醫師為本書撰文的推薦序。另外還要特別感謝Priscilla老師的團隊「馬帶來希望」所提供上下馬匹的示範。

　　拉開書房的窗子，山靜靜地臥在那兒，小小的房裡其書寫的工具卻很周全，我能有這樣的地方真是上天的賜予，也感謝家人的支持，給我足夠的空間與自由。因此，我稱這小小的斗室……。

王挽華　謹識　于　首相書坊　2018／03／14

目　次

歷　史

馬術治療時間軸

公元前460年　　　　　1560年代　　　　　1800年代

Hippocrates希波克拉底的書中提到騎馬對身體有益

意大利醫生及哲學家Merkurialis所著*De Arte Gymnastics*提到騎馬：騎馬是最有益的步態。有關物理治療原理的解釋，被認為是第一本關於運動醫學的書。

Joseph-Clement Tissot在他所寫*Medicinal and Surgical Gymnastics*一書中的混合運動練習提到溫和的騎馬。他是法國軍隊的醫生和物理療法的先驅。

1901年   1918年   1952年   1960年

Oswestry骨科醫   Miss Olive Sands   Lis Hartel馬術   德國，瑞士和
院Dame Agnes   是一名物理治   騎手，小兒   奧地利的物
Hunt首先提出   療師，她將她   麻痺患者，   理治療將馬匹
骨科受傷患者   的馬匹帶到牛   1952、1956   視為物理治療
的馬術治療。   津醫院的廣   奧運個人馬場   中的輔助。稱
                   場，為第一次   馬術（盛裝舞   為「馬術治
                   世界大戰期間   步）銀牌，因   療」。
                   傷殘的士兵提   為她的傑出表
                   供騎馬計畫。   現引起物理治
                                      療界的注意。

1969年

1970年

1974年

北美的殘障人協會（NARHA）成立於美國，如今改名為 The Professional Association of Therapeutic Horsemanship International PATH Intl.

德國馬術治療協會（DKThR）成立

英國Diamond Center殘障馬術協會成立

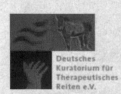

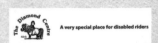

1975年   1982年   1987年   1992年

香港傷健策
騎協會成立

新加坡傷健策騎
協會成立

18名美國和加
拿大的物理治療
師前往德國學習
馬術治療，並開
始製定標準化的
馬術治療課程。

美國馬術治療協會
成立

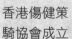
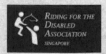
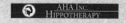
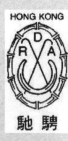

1994年

1994年

1997年

1998年

美國馬術治療
協會建立了治
療師註冊並製
定了馬術治療
的實踐標準。

馬來西亞馬術
治療協會成立

日本橫浜馬術
治療協會成立

中華民國傷健
策騎協會成立

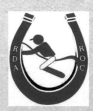

1999年	2001年	2004年	2004年	2012年
美國馬術治療認證委員會成立。	韓國馬術治療協會成立	台灣馬術治療中心成立	八卦寮文教基金會馬術治療開始運作。	台灣兒童發展協會馬匹輔助教育中心成立

緒　論

燈點著了，我也燃燒起來

～馬克、夏卡爾Marc Chagall

　　闡明馬術治療就像其他的學科一樣，除了深耕及向外連結，還得不時的回頭以科學的量尺反省來時路的正確與否。很奇妙的，馬術治療的核心與生命的配適度高達百分之百，意思是說治療師、馬匹、個案、志工團隊、這些重要的角色都是具有獨一無二的生命個體。

　　馬匹為兒童或成年人擔負起復健的責任或有目的的活動，在專業上有許多術語，像是：古典馬術治療、馬術治療、治療性馬背騎乘、馬背體操、馬輔助治療、馬輔助學習、馬輔助心理治療、馬促進心理衛生等等，琳瑯滿目，看得眼花撩亂，不知從何處著手去立個目標，從什麼方向牽馬（與馬匹共事）一同從事馬術治療。不論馬術治療的術語有多少，它們都有相通之處，把握三個方向學習，可以預定出自己的興趣與奉獻；第一、自己的專業：你是物理治療師、職能治療師、心理治療師、語言治療師，這是國家考試及格的專業認證，應該有其一定的水準，不容質疑。其二、了解你的伙伴：馬，包括牠的生理和心理，以及你的騎術。第三，馬場上的實務：備課包括治療處方、教具選擇、馬場環境以及馬匹今天上課的體態與心情的表現、團隊分工與合作。總的來說，要精進自己的學問與技能，方能找到自己的興趣與奉獻。

　　愈來愈多的實證研究顯示，馬術治療在復健領域有其一定的效果。我們稍微的看一下：

　　物理方面：馬匹的運動對個案的身體有一個動態的影響。馬以與人類正常步態非常相似的方式刺激個案的骨盆和軀幹。這種運動可以用於在個案中產生特定的身體變化，包括肌肉緊張度的正常化，姿勢的穩定性，平衡和強度的改善。

　　感官方面：馬術治療的環境提供多樣的感官刺激，可以解決各種感官整合的問題。一個平穩步調（walk走步）的馬匹提供了節奏的建立。一個以更快

步伐（trot快步）的馬匹，提高了對身體的本體感覺和前庭受體的刺激，有助於整體組織。治療師通過選擇馬匹的速度，運動方向（即直線或曲線）和過渡（即從步行到停止）來控制感覺輸入，傾斜；面向後坐或跪等姿勢改變前庭輸入。個案也從與馬匹身體接觸的運動中，接受了大量的本體感覺和觸覺的輸入。治療師個性化治療以滿足個案的感官需求，通常會導致身體意識提高，眼神接觸，言語和運動規劃。

心理方面：成功地克服恐懼和焦慮增加了個案的自尊心。個案、志願者、馬匹和工作人員之間發展了一種情感紐帶，是積極情感體驗的組成部分。馬匹也為個案提供了認知動力，將許多新的教育目標納入騎乘活動，如信件、識別和任務排序等。

社交方面：L. Vygotsky視心智為人在社會活動中不斷與新活動互動之結果。這些活動被環境所塑造，而環境則透過活動來加以改變及創造。馬術治療鼓勵個案在有趣和具有挑戰性的團體活動中與同年齡的人互動。馬術治療豐富了個案生活，有許多積極的經歷。在備馬之前，他們洗刷馬匹，清理馬蹄，一步一步地，他們學習了「協調與合作」的概念。當個案與治療師、志工及同儕一起參與新活動時，個案透過治療師、志工及同儕持續對話和環境互動，因而可以學習新技巧、發展新概念。馬術治療教學中包含了示範、個案回饋、問題對答、認知學習，這些馬匹與人類連接時的互動，是個案可以體驗到的最大效能。

養成教育

1984年9月在德國柏林舉行的全國體育醫師大會中是以「技術環境中預防和復健的訓練與運動」為主題，當時Kuprian Wrener發表了一篇名為馬術治療腦性麻痺的文章，正式的揭開了馬術治療的新里程。此時古典馬術治療在德國、奧地利等歐洲，已行之有年。

Barbara Heine在*NARHA Strides* magazine, April 1997(Vol. 3, No. 2)為文詳細介紹：60年代以來，歐洲各地已利用古典馬術治療來為病患提供；發展身體系統和與運動發展的互動，神經肌肉，肌肉骨骼和心肺功能障礙對生長發育功能的影響等等。古典馬術治療純粹是馬匹的運動影響個案，個案被動地與馬匹的運

動相互作用並作出反應。Barbara Heine在文中特別提醒古典馬術治療與馬術治療僅限於物理治療師,職能治療師,言語治療師及心理治療師方能執行。筆者認識Barbara Heine是在德國的馬術治療研討會上,當時有十三位來自各國馬術治療領域中的精英(筆者以學生的角色參加)。Barbara用她人生所有的力量推擴馬術治療。筆者對有關馬術治療的知識與實務是從Barbara那兒學習而得。非常不幸又使人難過的是Barbara Heine於2009年因病辭世。她的好友Pat Sayler在紀念文中寫到:Barbara的智慧、機智、遠見,和她的性格與韌性的力量鼓舞了她的朋友與同事。

1997年九月筆者赴英國Diamond Center受訓,當時中心的馬術總教練是Sister Chiara Hattonhall老師,她也是英國王室安妮公主的教練。Sister Chiara一直要求要把騎術學好,她最常叮嚀的一句話:David你一定要學騎馬。馬術治療的重要性是在治療師一定要了解你的馬匹。馬是誠實的伙伴,如何運用牠天生的稟賦當然要靠你能駕馭牠;讓你所學的理論用在馬匹的律動中、要靠你能讀

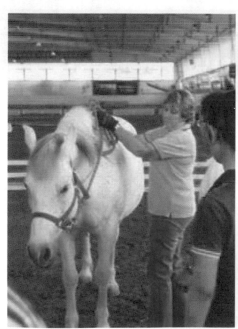

▲Barbara Heine

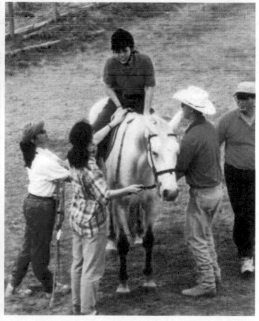

▲全省巡迴馬術治療研習營──邀請美國馬術教練Chrisk Wilson、Rick Comstock主持

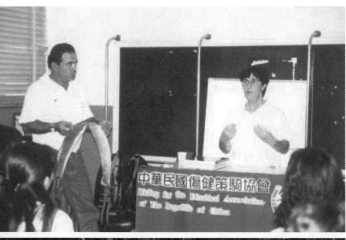
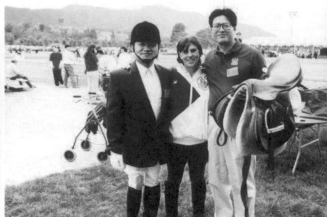
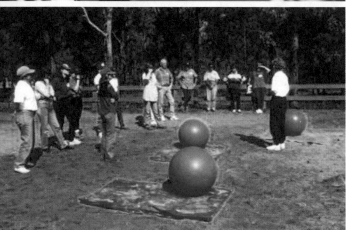
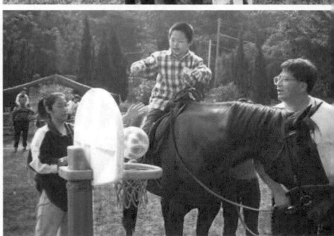

①	②
③	④

①一九九八年八月邀請到以色列的馬術治療師Mrs. Antia及Mr. Giora 為馬術治療師們上課。
②1998美國殘障馬術比賽
③1998德國慕尼黑第三屆歐洲殘障馬術治療會議及工作坊
④1999南投李季準馬術治療研習營

懂牠：在合適的情境中完成愉快的工作、要靠你能服從牠：當騎坐馬背上時，牠的馴服是你由內心服從牠而產生。Sister Chiara在慈祥中能感受到她對教導馬術治療時的毅力與智慧。

　　參加國際會議或是工作坊對馬術治療在學院裡還沒有普及之前是一個很好的學習方法。以下借用本書的一角，略述筆者參加過的國際研討會或協會自行主辦的研討會。

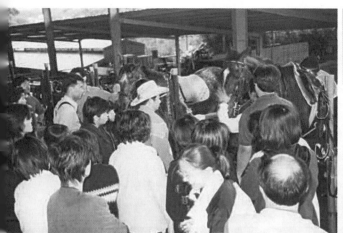
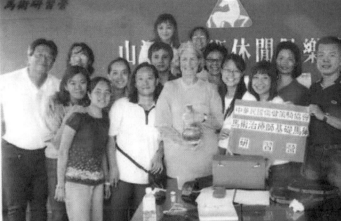

⑤1999／3全省馬術
治療師基礎馬術研
習營（台北、宜
蘭、台中、屏東、
花蓮、高雄）
⑥2000馬術治療師基
礎馬術研習營——
邀請Mary Longden
馬術教練
⑦2001／5香港馬術
治療觀摩

⑤	⑥
⑦	

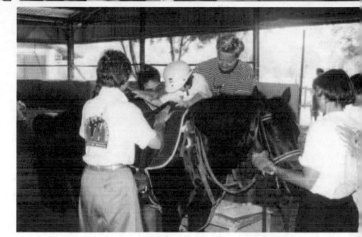

Mary Longden是國際馬場馬術（盛裝舞步）的三級（Master）教練，國級殘障馬術委員會（International Para-Equestrian committee IPEC）國際盛裝舞步裁判，也是FRDI教育委員會主席。Mary Longden在治療性騎術和訓練領域的專業知識是首屈一指的。Mary Longden著作的兩本受國際尊重的書籍，她思考的能力和修改訓練的技巧，以配合騎手的能力，使她成為一名真正獨一無二極具才華的殘障奧運馬術教練。第一本書名是*Teaching Disabled Riders*（1984）第二本書名是*Coach with Courage*（1999）。

①
② ③

①2001／9丹麥國際殘障馬術比賽
②2001／9加拿大泛太平洋殘障馬術比賽
③2002／7第四期馬術治療課程

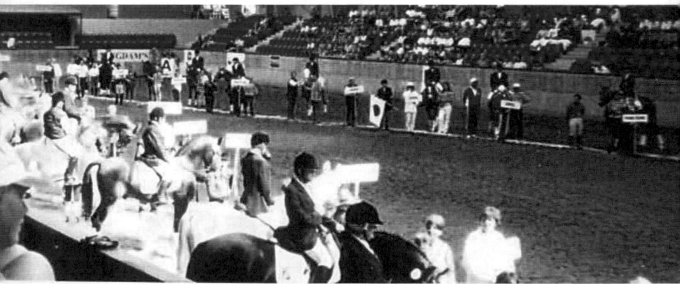

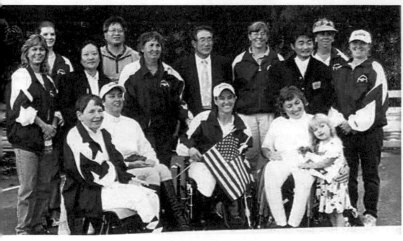

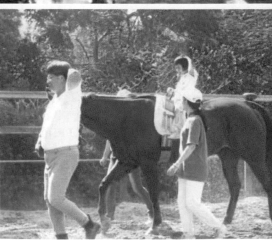

⑤│⑥
──┼──
⑦│⑧

⑤2002／11馬術治療成果發表會
⑥2003／3-5馬術治療對小腦萎縮病患的平衡研究
⑦2003／8馬術治療團隊三階段基礎訓練營──邀請新加坡馬術教練
⑧2003／9比利時國際殘障馬術比賽

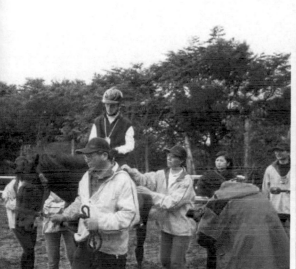

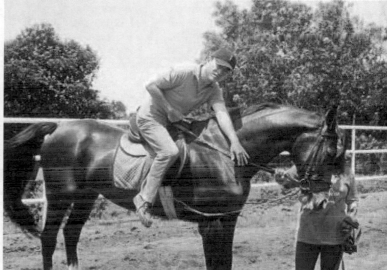

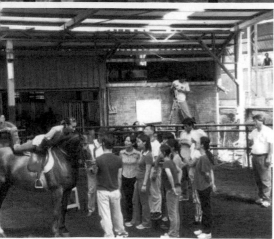

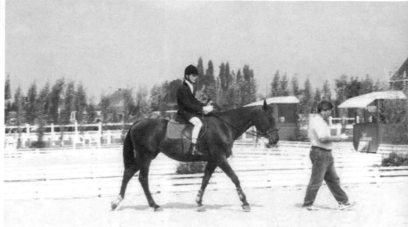

①	②
③	④

①2004／5第六期馬術治療課程──自閉症、過動兒
②2005／3亞洲香港馬術治療會議
③2005／5-7第七期馬術治療
④2005／9日本名古屋國際馬術治療研討會

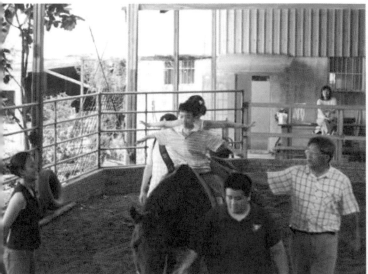

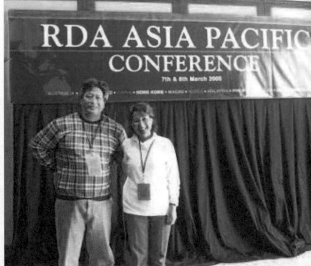

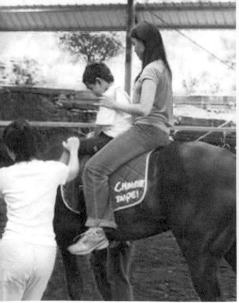

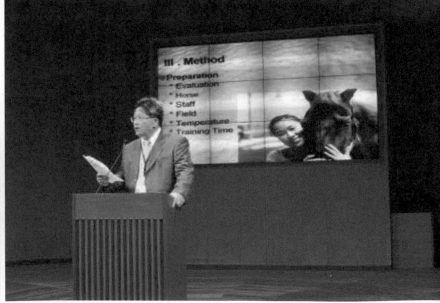

⑤2006台北國際馬術治療研討會
⑥2006／3德國科隆馬術治療研習營
⑦2010／2-12馬術治療與治療性馬背騎乘上課

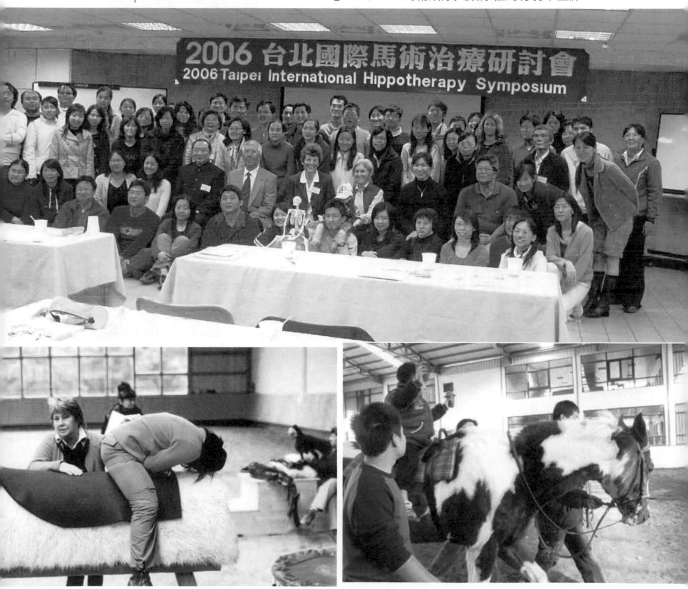

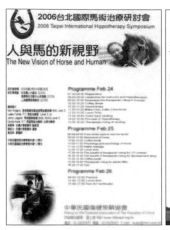 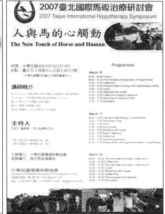 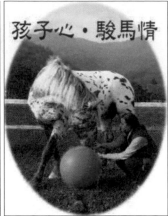

▲2006台北國際馬術治療研　▲2007／11台北國際馬術治　▲2008／11臺北國際馬術治療
討會　　　　　　　　　　　療研討會　　　　　　　　　研討會

馬術治療師的基本任務

　　馬術治療是一門科學的學科，注重的是個案身體、心理和社會適應的復健預防與干預。因此馬術治療師需要具備多門學科的知識，如復健醫學、馬匹心理學、馬匹生理學、特殊教育等等。

　　馬術治療師的基本任務：1、理解馬匹運動對個案的神經、肌肉、骨骼的影響及幫助，在此基礎上建立治療方針與安全的創新。2、重視個案心理社會因素對身體健康的影響，重視疾病和治療程序對個案及其家庭的影響。3、具備判斷馬場環境突發事件及妥善處理的能力。4、具備處理個案治療後有關復健的其他需求的能力。5、具備識別和處理個案在什麼時間和什麼情況下停止治療，並能協助個案的轉診，提供適當的協調。

　　馬術治療師在展開馬術治療（臨床）實務時，必須根據個案的實際情況建立合理的專業模式並在實踐和應用過程中使其完善。

馬術治療的學術研究

　　我們為什麼要做學術研究？日常生活中的很多事情都是基於常識。常識告訴我們的是從別人那兒學到的，或者通過自己的經歷與觀察所學到的東西。但是，有時候常識並不是最好的答案，在某種情況下什麼是最好的或什麼是有效的，存在著相互的矛盾。因此，科學的學術研究可能是解釋這些相互矛盾的常識，能有更好的理論論述以及提供更有效的改進措施。

　　經常說醫學是一門多樣性的藝術。我們對身體健康，疾病知識的了解，在過去半個世紀間不斷地研究，發生了戲劇性的進步，奠定現代醫學基礎。醫學研究的範圍和步伐如此巨大，所以Marion Campbell認為：很多人想當然而的以為，醫生肯定會有大部分的答案。然而我們都知道這與真相相差有多遠。證據就在我們四周，很多疾病，我們沒有辦法治療。現在看來，醫學實踐必須是基於堅實的科學。現代醫學意識到需要質疑我們現在的知識，並努力改善我們為病人所做的工作，重新審視這些治療方法。科學依據是現代醫學總要通過的另一個重要原因。自然科學與社會科學的研究其要求都是一致的。

　　量化研究的優點是，對於大量研究，可以數字記錄發現，然後進行統計分析，以確定研究結果是否顯著（即在某種程度上可以聲稱具有特定的確定性，而不只是因為機率）。通過量化研究，通常可以將結果推廣到更廣泛的人群（例如，對於腦性麻痺症患者、照顧者、全科醫生或普通人，取決於所研究的群體）。這是因為採取措施確保參加研究的人員盡可能代表其他類別的人。質性研究的優勢在於它們允許對人類經驗的某個方面進行深入調查。他們給人們有機會用自己的話來解釋他們的感受，他們的想法以及他們對自己所處世界的理解。雖然不可能基於一個小的質性研究來概括一個更廣泛的群體，然而，質性研究的優勢是，它們提供了豐富而有意義的數據，並深入了解所有矛盾，差異和特質的人類經驗的複雜性。有些則討論了以前沒有進行過研究的話題，甚至可能涉及有爭議，敏感或禁忌的問題。質化研究也有助於幫助弱勢群體或少數群體發出聲音。田野研究也被視為質性研究的一種研究方法，Emerson說：實行田野研究方法的研究者則試圖去瞭解，他所觀察到的活動對於從事這些活動的人們具有什麼意義。

馬術治療相關

馬〈說文解字〉怒也。武也。象馬頭髦尾四足之形。〈正韻〉乘畜。生於午。稟火氣。火不能生木。故馬有肝物無膽。膽。木之精氣也。木攏不足，故食其肝者死。〈春秋。說題詞〉地精為馬。馬在中國文化中有其獨特的寓意，並與民俗息息相關。聞昕所著〈十二生肖、馬〉說到古時野馬未被人馴服時，每到午時（中午十一時至一時）四處奔跑嘶鳴，故稱「午馬」。（安佳琪，《論馬匹在中國文化中存在的獨特性》，哈爾濱師範大學，2014）。

第一位寫下馬術治療這個字的人，在歷史上目前尚沒辦法考證。1991年德國Ingride StrauB醫生，有系統的寫下了馬術治療Hippotherapy這本書，凡是有志從事馬術治療的人，都會精讀本書，它是整個馬術治療實務與學術的精神。1995年Ontario Therapeutic Riding Association將這本書翻譯成英文版，對非德語系的學習者幫助甚大，學習的重要工具是語言。

90年代初，剛開始接觸馬術治療，就產生了濃厚的興趣及使命。四年中不斷的上課、學習騎馬、參加特殊訓練營、大大小小的研討會，無非是要十分確認在台灣的馬術治療與德國、英國、美國、香港、澳洲沒有兩樣。有了深厚的基本功，再在本土發展，才不至於走火入魔。所以要培養一位優秀的馬術治療師除了四年大學的物理治療、職能治療、心理治療、語言治療的學程，加上國家證照的取得外，還要有兩年的騎馬和治療實務的經驗。馬術治療像所有科學一樣，是在一個恆定狀態中不斷地開拓知識，實踐研究和臨床經驗才能推展治療中的新視野。從事馬術治療的工作者，應以嚴謹的態度，確定執行時治療的分寸，並且也確保給予的治療有益於個案。馬術治療在學術研究的環境裡，有其局限性，這並不是說馬術治療沒有學術價值，而其局限性正是開拓學術研究的另一面鏡子。台灣馬文化起步很晚，（或說，還看不到有馬文化），時間也慢，內容也很貧乏。記得最清楚的就是5、60年代，救國團在寒暑假舉辦的后里騎馬營。歐美國家的孩子在同年騎馬、接觸馬，比起台灣的兒童幸運多了，為數不少的家庭在自家院子養有一、二匹馬。而台灣只能在市集上看到小朋友花個50元，騎在馬背上，繞個一、二圈。正因為如此，在台灣發展馬術運

動與歐美差了一大截。談到在台灣推廣馬術治療，打從一開始就希望培訓出來的種子，能勝任馬術治療師與馬術治療導師的雙重角色，這個理念至今未變。所以額外又加重了推廣的力度。而現實的種種因素（合作馬場尋找、場地可以使用的時間、天候、兒童家長的配合、治療師的養成教育、到馬場的距離、經費籌措等）使得馬術治療走得十分艱難。馬術治療包含幾個面向，舉凡在一個特定的場域，以馬匹（有生命的）為工作夥伴，提供人們治療、教育、遊戲、運動、社交等活動的復健服務，通稱為以馬協助之活動（Equine Assisted Activities）。在這樣的一個大傘之下，所從事的各種活動，有了不同的功能和目標，如何清楚的劃上界線，端視執行的人對所從事的活動所了解的理念及目標深淺有關。

第一章

馬術治療的解釋與定義

感官體驗　實際上是教腦細胞工作

~米爾、李文Mel Levine

　　西元前五世紀，古希臘的全盛時期由培里克斯王朝（Age of Pericles）統治。當時的政治、文化、藝術、和醫學達到頂盛，醫學史上被推崇為醫學之父希波克拉底（Hippocrates 460？～377BC）就是生於那個時代。在他寫的一篇文章中〈自然的運動〉曾提到過騎乘。

　　法國動物學家Le Comte de Buffon曾經說過「馬是人類征服的最高榮譽」這樣的描述可以在塞西亞國王的墓穴或墓碑上發現。早期的人類文化對馬的熱情是很自信的。希臘神話中也創造出半人半馬的獸，牠最大的象徵是表示人馬和諧。白色的種馬用來對上帝表示最高的祭祠。希臘哲學家Xenophon寫過一本「騎馬的藝術」至今乃是寶典、馬在藝術的領域中也佔有一席之地：石器時代巴森農神殿柱子中楣的彫刻、中國唐朝墓穴中的壁畫、以及Leonardo da Vinci和意大利Bartolomeo Bolleoni對馬的衷情。在任何時代的世界裡，馬是藝術家的精神寄託。

　　註：Le Comte de Buffon（1707年9月7日－1788年4月16日）被譽為「18世紀後半葉的博物學之父」

馬術治療的歷史

　　1969年義大利人Merkurialis在他的文章〈體操的藝術〉中提到馬與騎乘。

1780年法國的Tissot所寫的Medical and Surgical Gymnastic一書曾說：騎馬走步（walk）對人的步態有益。第一次世界大戰，英國認為騎馬對身心障礙者幫助匪淺，牛津醫院以馬術騎乘來為傷兵們復健。1875年，法國的巴黎郊區，有一群年輕的醫生，首度嘗試馬術治療，他們的研究在當時是被視為極端而附爭議的，沒有任何關注給予這群年輕的醫生，沒有人相信馬能給予特定的殘障者比較好的治療，因此馬匹的治療的方式未能匯成潮流。

到了50年代在各國的物理治療師探索下，認為所有身心障礙的病人，都有可能以騎乘馬匹來做治療，幸運的是，這時眾人的目光聚焦在Liz Hartel小姐身上，她是奧運史上第一位女騎士，參加奧運馬術項目的比賽，與男士競技的女選手，而且於1952、1956年兩次奧運會中代表丹麥出征，兩次均獲銀牌。Liz Hartel小姐，在幼年時不幸趕上丹麥小兒麻痺的流行，罹患了小兒麻痺症，造成她雙腳癱瘓，所幸他能撐著拐杖行走。她的成功為世人帶來了兩件寶貴的禮物：一是歐洲普遍提倡騎乘治療，一是她自己的表現，鼓舞了許許多多的身心障礙的人們。

60年代初，馬術治療中心（Therapeutic Riding Center）如雨後春筍，在各地展開，從英國、加拿大到美國，而同一時期德國、奧地利及瑞士亦開始了馬術治療（Hippotherapy），這三個地方奠定了往後馬術治療在醫學上的新頁。1969年英國殘障馬術協會（The British Riding for The Disable Association）在皇室的支持下成立。同年北美殘障馬術協會【The North American Riding for the Handicapped Association（HARHA）】也成立了，並影響美國其他的城市。

70年代，美國的物理治療師開始推廣馬術治療，18位美國與加拿大的物理治療師赴德國學習古典馬術治療（Classical Hippotheapy），進而研發了馬術治療的課程。五年後美國國家馬術治療課程發展委員會（The National Hippotherapy Curriculum Development Committee）訂定了標準馬術治療課程。1992年美國馬術治療協會【American Hippotherapy Association（AHA）】成立。1994年美國馬術治療協會建立了馬術治療師證照制度，1999年授予第一批的馬術治療師考試及及格證書。今天大多數的國家或地方執行馬術治療的同時，也發展出身心障礙者的馬術競技。馬術治療在醫學領域中繼續推廣執行。

治療性騎乘

許多馬術治療的名詞,要用中文解釋,比較不容易傳達事件的本意,所以在各名詞後會填上原文,以示清晰,或許會便於討論。

治療性騎乘(Therapeutic Riding or Therapeutic Horseback Riding)有非常多的治療理論及教案計畫是從馬術治療(Hippotheapy)中衍生而來,治療性騎乘對個案的治療目標是實現個案能獨立的駕馭馬匹,也就是說個案能學習簡單的騎乘技巧,比如行走、左右轉、圈乘、甚至快步(Trot)。治療性騎乘不僅可以幫助個案身體上的復健,同時也可以服務心理或情緒上有需要的人。治療性騎乘允許個案用多樣的方式,扶助身體不利的條件,能與一般騎士一樣,達到騎乘的效果。個案接受設計的教學課程經過訓練,仍然在活動或認知上缺乏進步,那麼馬術治療導師應考慮將個案轉介回馬術治療。馬術治療的復健專業很容易影響個案,治療效果也容易表現出來。

治療性騎乘通常是殘障馬術協會【Riding for The Disabled Association(RDA)】的馬術治療導師來執行,教導教個案騎馬,應需要具備充足的醫學知識,就像馬術治導師需要透徹的了解馬匹的律動或節奏。馬術治療師要從旁指導,協助團隊中其他夥伴,共同完成治療課程。課程中各具特性或能力的馬匹,也是馬術治療導師必須考慮治療的夥伴,適當的選取治療馬,對個案十分重要。

治療性騎乘或馬術治療兩者都不限於小兒,但是小兒復健,卻不能沒有馬術治療,因為馬術治療的特性,提供了小兒復健在戶外多項的感覺刺激。治療性騎乘能服務的個案包含:截肢、聽障、發展遲緩、自閉症、過動症、弱智,腦性麻痺、唐氏症、視障、憂鬱症、厭食症、酗酒者、情緒障礙、或行為偏差的青少年。

馬術治療

提及馬術治療(Hippotherapy),直接會聯想到的就是德國在這方面的貢獻。早在60年代德國的馬術治療方式曾經影響了整個歐洲。60年代的某些文獻

中，也可以看到古典馬術治療（Classical Hippotherapy）。當時馬術治療所用的治療策略是把治療焦點放在馬匹的律動及個案對馬匹律動的反應。個案可以臉向馬頭，跨坐在馬背上，也可以臉向馬尾，跨坐在馬背上，也可以趴在馬背上或仰臥在馬背上，所給予的各種刺激（stimulate）或是能量（energy），是個案被動的接受律動所產生的效果（effect）。馬術治療師把治療的目標放在個案身體的放鬆和伸展，並分析個案的反應和治療的成效。馬術治療與治療性騎乘最大的區別就是當執行馬術治療時，馬術治療師必須具備有國家物理治療師的職業證照，職能治療師、心理治療師、語言治療師也必須有國家的執業證照。除此之外，馬術治療師還要通曉馬匹的生理、心理，對馬匹律動所給予個案的治療，要有足夠的思路與理解。北美殘障馬術協會及美國馬術治療協會在近二十年中不斷的研究、實驗、推廣，有了現在的馬術治療全貌。治療的方針不僅要讓個案在馬背上獲得良好的坐姿，也誘發個案利用自己的能力在馬匹律動的三度空間裡尋找平衡，是個案的眼、手、軀幹，來驅動馬匹前進，這種治療策略提供個案豐富的空間體驗，治療過程中也注入了神經功能及感覺統合的元素，馬術治療並不是教個案騎乘技巧，而是要求個案不稱職的神經肌肉在馬背上，獲得治療效果，表現可能的成就。

啓發式騎乘治療

啟發式騎乘治療（Development Riding Therapy）是80年後期，由Jan Spink提出，其中與馬術治療，治療性騎乘，之主要區別是增加了參與的專業人士，如特教老師、訓馬師、社工師、馬場教練。啟發式騎乘治療的哲學理論與方法，源自於馬術治療。Barbara Heine在她的文章中給啟發式騎乘治療有如下說明：

1. 不同的身心障礙者經分級後，以個案為焦點，設計課程融入騎乘與
   非騎乘活動（Barbara Heine）。治療師控制馬匹動作及方向，個案
   必須做出反應或自發性的動作，而非使用思考的機制，透過自發性
   的動作控制，個案學會功能性姿勢的自主反應。

2. 利用馬背上設計的姿勢直接與特別的控制運動聯繫，挑戰馬匹給予

的考驗（Barbara Heine）。治療團隊操控馬匹，對個案做出特殊的治療要求，提供不同的動作刺激，個案須有能力，在不同的動作發生時有合宜的動作反應。

3. 有選擇性的建立一套馬術與馬背體操的治療技巧（Barbara Heine）。馬背體操對個案動作反應，動作技巧提供神經生理發展的實用效果。

4. 適用的治療馬匹需經過仔細的篩選，包括運動能力及行為特質（Barbara Heine）。良好的治療馬要能夠平順的做到伸展步距自如，而不至於失去平衡或姿態，伸展步距會誘發個案軀幹屈曲的反應，而縮小步距也會引起個案軀幹自主神經的反應。

5. 參與的治療師必須經過馬術的訓練，這是必備的條件（Barbara Heine）。馬匹旋轉的機制，取決於馬匹在馬術騎乘中的高級動作，而旋轉可創造出個案軀幹旋轉的動作要求以及效果。

名詞解釋

　　世界各地以馬為協助治療的活動，所使用的字句不盡相同，所表達的觀念也有差異。為了使從事馬術治療工作的人能有多方面的了解，北美殘障馬術協會將各個名詞做了通盤的解釋，希望在工作上，漸漸的達到共識。茲將常用名詞略述於後：

治療性馬術（Therapeutic Horsemanship）：

　　馬術治療導師，指導個案騎乘技巧，改善個案的體態、認知、情緒、社交及行為。

馬背體操（Interactive Vaulting）

　　馬術活動的一種，馬以走步【walk（四拍）】、快步【trot（二拍）】、慢跑【canter（三拍）】的特性，是個案參與的團體課程，一般來說是7到11個人組成的團體。個案在馬背上以體操的方式表現能力，對個案的自信、同儕互動、教育、社會心理、體能有正向的效果。

治療性馬車駕馭（**Therapeutic Driving**）

馬車駕馭分單人和雙人，治療師可依個案的需要設計治療計畫。這其中參與的個案多為脊髓損傷人士，個案通常也可以參加馬車比賽，增加體能與自信心。

馬促進經驗學習（**Equine Facilitated Experiential Learning, EFEL**）

場景是設計在一個安全的地方，人與馬都是自然相處，沒有危險也沒有脅迫感，人與馬是完全的自我。課程的設計是吸引個案對自己做完全的了解。經驗學習經由做事（Doing）而來，課程是透過個人知識的建構，學習到技巧，從直接得經驗中加強個案對自己的價值。經驗學習含有四個階段：經驗、反省、歸納及應用。

比賽（**Competition**）

殘障奧運（Paralympic Games）、特殊奧運（Special Olympic Games），都有馬術比賽項目。個案可已經過有系統的嚴格訓練，參加比賽。

職業復建（**Vocational Rehabilitation**）

與馬相關的活動或許包含工作的職業磨練，或是回職場前的再教育或是職業研究。參加的個案以成年人為主。活動中治療師為整個團體的統合擬定治療計畫。

馬術專業人士（**Horse Handle**）

這裡有許多名詞，均在描述對馬術專精的人，比如Horse Expert, Equine Professional, Equine Specialist, Horse Leader，他們在馬場上都有特定的工作，教個案騎馬、訓練馬匹、參與馬術治療等等。

馬科動物（**Equine**）

迷你馬、馬、騾、驢通稱為馬科動物。有人曾經這樣說過「人是動物」、「人有生命的尊嚴」、「馬有生命」、「馬有生命的尊嚴」、「人尊重生命」，

所以人在言行舉止上，對待動物，要有一份起碼的尊重。馬術治療中，馬是人們的夥伴，人們利用馬匹的律動與馬匹的行為特質，與馬一起工作。

馬術治療的特質

　　馬術治療不僅可以讓身心障礙著者在馬背上感覺到好玩和愉快，而且馬術治療存在著特殊的復健目標；馬術治療令人有愉快的治療環境，環境中造就自然存在的各種感官刺激，對個案神經誘發達成有意義的反應；馬匹的體型（高俊、唯美），馬匹的體溫（37.5度），馬匹的律動（伸展與屈曲）。特質所蘊含的機轉，鋪陳了有節奏的舞步，平凡的步伐，輕盈有勁，對人們核心肌群、神經系統、骨骼關節、血液循環、本體感覺、心智、感覺統合、認知、社會心理、社交技巧、情緒與行為障礙、語言或非語言的溝通技巧等提供幫助。

　　馬術治療也是一種運動（騎馬），很多騎士在騎馬之後想要確實的知道疲憊的肌肉在哪裡？騎馬常用到大腿內側的內收肌肉，下腹壁的內斜肌，橫肌和下背部的豎立肌柱，這些肌肉痠痛的原因，往往要求騎手正確騎乘而產生。騎乘最大的學習點，就是控制姿勢與保持平衡，馬的步態引起軀幹、手臂、肩膀、頭頸等部位不斷運動。為了正確的姿勢，騎士必須排除不必要的上半身晃動，來保持平衡，支撐穩定工作的肌肉群有腹部、背部、頸部的伸肌、提肩胛肌、和斜方肌等。快步（trot）增加騎士的方向和空間感，特別是需要走步的個案。空間移動隱含著對稱性的律動與自然步態，將能使從未獨立行走的個案，深切感覺到行走的經驗。馬匹站立的左後腳，提起跨步前進（第一拍），馬背上個案左邊的骨盆同時也會上升，馬匹右後腳提起邁出（第三拍），個案右邊的骨盆也會上升，同時個案左邊骨盆回到水平。個案左右骨盆交替位移，就如同一般人走路的步態，個案感覺到，臀部的伸展與屈曲，屈曲發生在馬匹後腳的站立期（stand phase），交互伸展替代了同時間，馬匹對側的後腳提盪在空中的步伐（swing phase）。

　　另外，馬匹連續以加速和減速的步伐前進，整個馬蹄的騰空或觸及地面都能誘發個案骨盆的前傾與後傾；前傾的動作完成在馬蹄處及地面是引起了減速和隨後而至的重量位移，也就是站立期。骨盆後傾發生在擺盪期，馬蹄抬起騰

空前進時，產生後面的重量位移，為了擺盪期加速，馬匹彎曲側邊的軀幹，引起個案在站立期的骨盆旋轉（rotation），而馬持續不斷的邁出每一步，完成馬自身的骨盆旋轉，因此誘發馬背上個案兩側軀幹的屈曲。每一個動作都是按部就班發生的。治療的方針與馬匹行走的步伐有三個取向；一是直線的步伐、二是大小圈乘的步伐、三是曲線的步伐。曲線的步伐帶給個案外方臀部重量的轉移，引起內側軀幹屈曲，同時使得個案伸展了對方側的身體。當然個案的姿勢需要應付不同方向對稱的位移，來努力保持平衡。馬術治療師的雙眼，是否能看清楚隱藏在肌肉群裡糾纏的各種律動，是馬術治療師應具備的重要知識。

　　所有的顯示都支持馬術治療，馬術治療在個案生存的基本利益上值得努力。

第二章

人與馬

那就跟流經新土的河水一樣，進入的永遠是不可知之鄉

　　　　　　　　　～大衛、赫伯特、勞倫斯D. H. Lawrence, Phoenix

　　其實對馬的認識得回到50年代小時候，在村子裡玩「騎馬打仗」的遊戲，再就是美國西部電影中些許的片段，反倒是動物園中的記憶只有大象、猩猩、長頸鹿了。馬是人類的好朋友，我們一起工作；犁田、驛站，我們一起遊戲；狩獵，我們一起共赴沙場。在我們將進一步了解馬匹帶給我們的另一個貢獻之前，讓我們端視一下馬的全貌。

　　五仟萬年以前的第三紀始新世時代，那時候的馬並不是今天看到的馬匹那樣高大俊美，馬匹的祖先是像狐狸一樣大小的動物，而後漸漸演化成始祖馬（Eohlppus），在美國密蘇蘇里州發現的化石中再依Orohippus、Protohippus、Hipparion，進化到現在的馬屬馬（Equus Caballus），馬屬馬第一次出現在中亞一帶是一種強壯而帶褐色的動物，被稱為蒙古高原馬（Przewalskis），向東繁衍成為中國蒙古種，同時更遠的向西繁衍成為十八世紀歐洲的野馬，野馬遷移到埃及、地中海的國家。1519年西班牙的冒險家Hernan Cortes將馬匹帶到了新世界的北美大陸，很迅速地，馬在北美生長繁衍，如此，分居世界各地的馬建立了牠們的世界。

馬匹簡介

　　史前時期馬匹是什麼時候被馴養的沒有確切的考證，但能確定的是馬比

狗、羊馴養的時間要早。中國史書所稱的薩茄人在當時被認為最善於養馬的游牧民族。成熟的公馬，我們通常稱為種馬，種馬是為了配種繁衍下一代，而去勢的公馬稱騸馬，近代人們也用騸馬騎乘或比賽。最初馬匹的身高大約有12個手掌寬（約120公分），馬的身高是從馬匹站立的前蹄，丈量到馬肩胛骨間隆起的部分，現在馬都被人們所飼養，身高可以長到160～170公分左右。

如行動快速敏捷的動物一樣，馬也有同樣的特性；強而有力的四肢長骨，似滑輪般的中心關節，能良好的控制前進與後退，而脊柱是個槓桿為背部的肌肉群提供最大而有效的能量，也支撐著結實的身軀，像房子一樣大的圓型骨架，加上聰明的頭腦，使得肌肉的協調近乎完美。馬兒的智力約三、四歲幼兒，這麼說吧：馬肌肉組織的敏銳反應遠比頭腦的反應要快。馬是草食性動物，吃的是特有的適應性植物，高而冠狀的牙齒正好適合咀嚼青草以及其他粗糙的植物。相對的馬有一套長長的消化道，小腸吸收的營養就是來自植物的纖維。年輕的小馬約在二到二歲半換牙，到四、五歲時永久性的牙齒才完全長成。馬兒的牙齒約是36至40顆，種馬牙齒為上下顎排例；12個門齒用來切割食物，4個犬齒沒有功能（通常母馬是沒有犬齒的），12個前臼齒和12個臼齒，這稜柱狀高起的牙齒左右遷動磨掉了食物的表面，使得進食更為容易。

現今飼養的馬匹可以分為三種類型一是工作馬（draft horse）有粗壯的四肢，身高可能有200公分、一是小馬（pony）身高約140公分、一是輕型馬（light horse）或稱騎乘馬，牠的身高介於工作馬和小馬之間約150公分至170公分。（馬術治療的治療馬以150～155公分為標準）。

養養的馬常患有近視，牠們的視力遠不如牠們的祖先，特別是純種馬，因為人類把配種的方向放在馬匹的速度上了。馬匹大大的眼睛放在瘦長的臉頰兩邊，是為了防衛，必要時可快速的逃跑。古生物學家George Gaylord Simpson（1902～1984）在他的著作中（Principles of Animal Taxonomy）提到：腿用於跑步，眼用於警戒，是馬匹千古不變的生存之道。就算馬低頭吃草也能分辨可能的威脅。馬兒的眼睛其視覺是正前方與正後方各有3至5度的盲點，看不見東西，這也是為什麼當我們接近馬時，要走馬的側邊（20度左右），以及教練常提醒的，不要從馬後面走過。

馬匹有不同的種類和顏色是源自於遠古馬匹進化而來。最初的馬為灰褐色，經過繁衍，現今大家看到的馬匹顏色分別為黑色、棗紅色、栗子色、蛋黃

或奶油色以及白色。黑色是純黑色，不過有些黑色馬的臉或腳踝為白色，褐色的馬也多偏向黑色，但在鼻口部、眼睛、腳的顏色比較淡。黑白斑點的馬（pinto）大部分是白色為底點綴著其他的顏色。花毛馬（roan）在出生時會混合黑白兩色。阿帕魯薩馬（Appaloosa）在牠們的臀部和腰部大多散發著不規則的白色斑點。

　　馬兒的食物多以穀類和乾草為主。馬匹在工作前後都不宜進食，提供清潔的水十分重要，燕麥是營養的主要來源，特別是小馬仔。老馬或是消化系統不好的馬匹則給予磨碎後的燕麥，粗糠要加在燕麥中是給咀嚼功能較差的馬或是貪食燕麥的馬匹。壓碎的大麥有時也會加在燕麥中。乾草提供大量的飽足感，麥芽漿與麥麩用水調合加上治療的藥物是為了消化系統不好而生病的馬匹容易進食。玉米是很營養的食物，可能把馬養得壯壯的，但要考慮馬匹攝取了過多的糖份。在任何時候鹽是必須的，尤其在運動流汗之後。麵包、胡蘿蔔、糖、蘋果是一小口點心，用來獎勵馬匹，而工業產品有平衡的營養包括礦物質、維生素及化學產物，這些是提供私人馬主選用的，如果是私人飼養的馬，馬匹可以吃很多的食物，如馬鈴薯、豆類、綠色的葉子，甚至冰島人還會餵馬吃魚，不過這些食物不是很普遍的容易取得。

　　馬匹的神經系統擁有良好的高度發展，也證明馬匹不同的官能有基本的智商；直覺、記憶、判斷。剛出生的小馬仔，在母馬的身邊幾個小時後就能站立了，同時建立了與生俱來的逃跑特質。馬遇到害怕的事物，會表現出驚恐的樣子，有時候過分的害怕會讓馬站著不動。馬匹的習慣支配著牠們大量的反應，精細的嗅覺和聽覺能讓牠們分辨洪水、火災，甚至遠距離的危險。牠們的方向感十分敏銳，視覺的記憶會讓牠想起從前的遭遇和害怕，騎兵用的馬對於軍號也充滿記憶。大部分的馬都可以感覺到騎者的心情，如不確定性、驚張、害怕。靈巧一點的馬會偷學一些技巧，比如打開馬房的門閂或掀開燕麥的蓋子。

　　十八個月大的馬就有性特徵，到了三至五歲就是成熟的馬了，依不同的培育，有些馬到了20歲還產子。母馬懷孕期為280天，一匹母馬一次產一子，或雙胞胎，而三胞胎則為罕見。小馬仔在半年內就會斷奶。如果一匹馬給予正常的訓練和培育，比一匹急功好利的賽馬（最長八年的參賽生涯）要活到老年會容易的多。悉心照管的馬匹，相對來說牠會有20年的工作生涯。維也納大學獸醫的研究，馬大約最高可活到44歲，一般來說馬的平均籌命約為30到35歲之

間，而小馬（pony）比一般的馬活的長一些。

　　馬匹會感染疾病，如流行性感冒、腺疫、金錢癬、沼澤熱。皮膚也會因照顧不好患有寄生蟲、小蝨、壁蝨，對濕疹和膿瘡也很敏感。馬匹消化系統在腸道內可能會有蟯蟲等。馬匹過分勞累容易感染肺炎或風溼；馬兒的喘鳴是因喉頭被感染使得馬呼吸時發出聲音，慢性氣喘不容易治療。馬兒的四隻腳非常重要，跛行會影響馬術治療的成敗，所以避免工作過量或在硬地上工作，此外關節腫大、鵝口瘡、急慢性馬足板層炎都可能造成馬匹的跛行。

　　再多說一些，馬是放牧的動物，生活在有草原棲息地，閒逛中尋找有養分的食物，走路是牠們喜歡的步伐，如果是長距離牠們會走走跑跑，如果被驚嚇到，牠們會快速地逃跑。馬匹基本的步伐有四種，在喜歡與玩耍當中，表現的生氣勃勃，展示力與美的氣勢。走路（walk）、快步（trot）、慢跑（canter），以及奔跑（gallop）。當馬接受了人的引領，馬是唯一在自然中為人類的支配而效力。

　　騎士在馬背上對馬而言是個全新的體驗，當馬匹背上負有重量的物品，放在平衡的位置，馬會用靜止的力量載重，而人騎坐在馬背上所呈現的動態負重使得馬匹隨時要因地心引力的平衡來克服負載的力量。騎士的騎術愈高明，馬匹對所有的步伐要保持的平衡就愈容易。如果騎士是位有天賦而又準確地了解馬匹每一個瞬間動能，換言之，如果騎士對馬匹有確實的知識能知道馬高效率的工作，則馬匹將會提供正確步伐，享受牠的訓練。如果馬匹參與團體活動，有才能的馬將會完成與騎士的運動對話而達到騎術的古典表現。騎士不適當的錯誤坐姿不斷的干擾馬匹的平衡將會引起錯誤的負載。節奏與驅動是對解決運動工作的必要條件，影響騎士運動的因素包括；當馬走步、快步、慢跑中，尤其當馬匹改變步伐時，其快速離心力和向心力的作用能傳導給騎士，這個搖擺會使騎士在騎乘中感覺平衡或是動作出了什麼毛病，這些情況會因馬匹的步伐改變而存在。比如加速與減速，因為馬匹離開了腳程變換了推進與坐騎造成騎士身體向前或向後，騎士同樣也有上下的搖擺，上是當馬腳停止，則馬背提升，下是當馬後腳往後伸展則馬背漸沉。更有甚者是因馬匹的快步產生騎士在沒有支持的一邊下沉，這會讓騎士同時的感覺馬側邊與前進的移動使騎士產生旋轉移動的改變。

　　馬匹的步幅約有110公分，與人十分相似，多空間的搖擺運動傳給騎士，

這個移動（運動）的形式從馬背上傳送給騎士的身體中心、脊柱以及骨盆等部位，引起人複製這形式的移動並執行動作。騎士坐在馬背上，腳沒有重量的負荷構成了特殊步伐中軀幹訓練「gait-specific trunk training」，這就是基本馬術治療理論，在任何一個移動性的治療當中，馬匹步伐移動引起三度空間的效益以目前的物理治療儀器而言是無法複製的。深一層的說，馬匹的特有氣質與人相處是獨一無二的關係，它包括了身體、心靈及智力。

依發現，馬匹接受人們為引導者，人需要丟棄惡意與傲慢，人們知道，馬要學習了解人，才會信賴服務人們，如果人是以馬匹自然的習性，恰當的方式在身體與心智上建立良好的溝通，這樣的關係會帶給人們許多面向的經驗，豐富每個人的生活品質。馬對人而言是有著無限飛翔的想像空間，而且總是願意讓想像實現。人的環境中所增加的知識有許多會影響人們，馬術治療卻會在人易受感動和苦悶的行為中撫平人們的心情。

馬術治療建立了多種角色，包括身體與心靈的復健以及教育的功能。馬術治療的正面效益展現了前面所談到的馬匹所有的統合分享活動，身體的溝通，特別是有節奏，有條理的運動，在動作方面馬術治療是基礎而專業的需求。如果你要進行馬術治療，那與馬成為伙伴是十分重要的。物理治療師為個案進行神經生理上的治療，利用馬匹來模擬動之外，物理治療師同時也需要知道馬匹對人心理領域的效益。更有甚者，物理治療師應該熟悉心理性肌肉運動治療理論以及馬匹在所影響的知覺運動功能。如果物理治療師不了解這位有獨特特質的伙伴或是不把牠視為團隊中重要的一份子，那麼病人就會損失了必要的治療品質。提升治療效果包括；治療是愉快的，能產生高度的企圖心，使身、心、靈都和諧。

個案被要求在馬背上，如果動作擺位是錯誤的，則對馬匹可能造成傷害。任何不當的活動都會干擾馬匹的平衡和失去了自由的運動，以及造成錯誤的乘載同樣也會影響到個案的治療。物理治療師必須知道個案對馬匹是造成壓力的，馬需要學習克服這種壓力。每一位有經驗的養馬人都知道如果待馬不公平或不正確，高敏感的馬匹會有心理上的干擾和壓力。

馬需要信任引領馬匹者，能有足夠的忍耐力去承擔馬背上的個案所表現出錯誤的動作，甚至馬還要能克服個案對牠的害怕，減輕個案的侵略行為。當利用馬術治療時，馬匹忍受著壓力也要克服避免馬及個案受傷且注意個案的安全。

換句話說：壓力引起馬匹不當的行為，必需要預防。

人的重心

　　物理治療師在訓練中學習控制馬匹，要了解馬匹的身體語言來幫助個案的騎乘。同樣地，物理治療師也要能察覺個案的種種感覺與反應。物理治療師要很清楚的理解運動的動力學，如此才能正確的要求個案的反應，這是物理治療師對個案治療正確而有價值的結果。正確的執行馬術治療取決於適切的了解個案的病史及禁忌症，所以馬術治療師，必具備生物力學分析的知識，當物理治療師他能分析馬和自己的運動時，就能夠勝任這愉快的工作。對物理治療師而言，騎乘的意義不僅是在能控制馬的前進、停止或變換步伐、方向及步速，他更要事先知道，經過他自己到馬匹的生物學上的分析，如此才能應付在治療的工作中找到正確的治療方向。控制馬匹的能力比其他任何以動物治療為名的工作更具危險。

　　個案的坐姿是所有馬術運動的基礎。從這運動的脈衝可以看出，個案坐骨與馬背部重心佔有決定性的重要因素。經由這樣的支持區域，馬運動脈衝——起始的運動——傳導致個案而個案接受此傳導進行運動的反應，而且將這個反應回送馬背，支持的表現因馬每一步而改變。個案的骨盆接受三度空間的擺動以及有節奏地隨著馬匹而運動，個案頭部如是平衡桿的頂端，脊柱精細的協調骨盆上的運動；骨盆的移動性對複雜的坐姿平衡行為和良好的軀幹訓練是必要的。運動脈衝經由軀幹傳導而被四肢接收；肩帶經過有彈性的軀幹，包括胸骨、鎖骨、肩甲骨於肌肉連接到脊柱。骨盆與腳接受脈衝將影響薦骨（接上脊椎骨延伸至脊柱）和骨盆（骶骨連接和恥骨聯合連接腸骨、坐骨）。骨盆帶可以自由移動而脊柱有能力預期它的移動性，臗關節有能力整合的完成運動範圍如：自由的外展和收縮、伸展、彎曲及旋轉，這些的動作足夠於身體的中間決定傳導中的脈衝至軀幹和四肢。

　　在各個及每一個運動週期，個案企圖在他不穩的重心產生時，直接的推向馬匹，這可能是僅由固定而同等重要的平衡協調；包括含有失敗、尋找和維持平衡等因素。

　　當人站立時他的重心位於薦椎，其平衡勝過於想像中從頭到腳的直線，當坐著的時候，人重心的位置高於站立，重心是在第九胸椎，在正常的放鬆姿式時重心位於胸腔第九胸椎前。當人坐正和伸直脊椎重心會移進第九節胸椎，在這樣的姿式中想像的垂直線是從騎士的耳朵沿下至肩膀再下至骨盆及腳後跟。這是最理想的騎乘坐姿（經由馬匹的中心）。在中線位置的脊椎圓柱陳列出生理學上的曲線，脊柱前凸的腰椎是跟隨脊椎後凸的胸椎而進入脊椎前凸頸椎，如此適度的曲線，對人在挺直走路時脊椎骨垂直重心的衝擊力起了保護的作用。大多數人的脊椎圓柱是挺直的，也能成功的使骨盆移動在三度空間中維持平衡，這個姿式是理想的平衡反應。

　　個案在馬背上騎乘用力是有目的的肌肉動作。身體的技巧在使力與放鬆之間，驚覺的保持平衡，需要不斷的練習，當然，也可能需要一些天分。是的，個案的身體是一個相稱的關節和肌肉動作的容器。為了有效的利用馬匹來治療個案，物理治療師必須有個人的專業實力以及分析動作的經驗。如果個案能使自己放鬆，那麼馬匹能巧妙的處理個案的體重，讓個案自己被動的坐在馬背上而隨馬匹運動。換言之，如果個案放鬆他的肌肉坐在馬背重心，這就是一個平衡的坐姿，個案的平衡坐姿在馬術治療導師的指令下行走，身子挺直，坐正。坐正的意思是減輕生理學上脊椎的曲線在欲傳導脊椎平衡時，使軀幹與骨盆的移動容易作到，逐漸減少或平整脊椎圓柱三個曲線的伸展，這樣的伸展源發於骨盆和薦骨的運動。在胸廓部分坐正帶動背後的肩甲和左邊的胸骨連帶將頭一起挺立，則頭是最正直的點。當此時，脊椎必須保持隨之而來更長的運動週期，除非個案的肌肉僵硬。

　　當騎乘以直線行走，直立的脊椎圓柱經由身體兩邊的伸展和彎曲的相互作用而達到平衡，加速的行走也會一致。再者馬匹連續的每一步，馬匹臀部附近的側邊和旋轉——搖擺的脈衝——將經由個案的骨盆傳導致脊柱與軀幹，這個脈衝對脊椎創造出平行與垂直補償的運動（旋轉）。精確的相互作用如彎曲、伸展、左右旋轉等僅僅發生在脊椎是有彈性的情況下。

　　想要讓坐姿擺正，肌肉是不能僵硬和緊繃的。它必需充滿活力，為了增加重心與加速，肌肉的運動與放鬆，加上關節的動作，讓身體的重量進入適當的座位而保持在那裏。當脊椎直立時，身體上的曲線就要展平，馬匹的運動脈衝運送到脊柱的長度，骨盆與脊柱同時發生運動，需要第五腰椎與薦椎間二個關

節的彈性。這是說如果個案的坐姿是錯誤的，那就會增加關節壓力和傷害的危險。正確坐姿的技巧訓練可以預防易受傷害的脊椎與薦骨的連結。

如果個案的骨盆和髖關節允許個案兩腳分開的坐在馬背上，那麼特別的肌肉協調機轉可以使個案隨著馬匹的運動達到實際的效果和發展。在騎乘當中，人所有的肌肉運動器官，均是流暢的在運動。臀部和大腿的內收肌如同腹肌與背肌扮演同樣的基本角色，使騎乘坐姿可以發展。臀部的肌肉帶動大腿的伸展和旋轉，則內收肌產生了相反的力量。僵硬或緊繃的大腿內收肌阻礙了甚或切斷了骨盆的運動。腹肌進行縱長和傾斜的骨盆協調運動以及脊椎圓柱扮演滑動架的角色，最能實現和保持軀幹的平衡動作；也就是當四肢盡可能的接近馬匹的重心，連接騎者頭部的頂端位置，也是頭蓋骨的最終線。所有坐姿修正的目標是要能產生功能及高效率。完美的動作是騎士與馬匹的對話。

軀幹的平衡──重心在第九節胸椎，且與馬背成直角──在傳導擺動的脉衝給四肢，四肢能拿起與傳遞出擺動節奏的運動脉衝。是的，箝制和阻礙平衡的動作是不受歡迎的。

檢查騎乘坐姿；當手握韁繩時拳頭能感觸到馬匹的嘴。正確的手臂位置需要緊連拳頭，有彈性的腕關節能察覺到手臂瑞的運動脉衝，並且能防止後續手肘的僵硬或酸痛。只要有一次騎者能控制手部的平穩，騎者就能感覺到騎乘時的節奏以及建立起與馬匹嘴部的柔性接觸。

騎者的腳在如球狀的馬肚兩邊以腳跟和腳蹬尋找支持馬步伐運動波的移動，而騎者的腳踝柔軟有彈性，他並沒有降低腳上的力量，只有腳的重量在馬蹬裡。這運動波反覆的交換必須仔細的體會，也就是說如果馬匹在沒有控制的振盪運動中繼續前進就會破壞平衡的功能。因此正確的肌肉動作就顯得十分重要，當腳跟在馬蹬裡向下壓時，腳趾不應該被脛骨抬起，脛骨肌肉的活動抵消了所需彈性支撐的功能，並導致踝關節外側的作用。

所需的支撐功能應在腳跟的部分實現，這是正確的腿部位置。生理上髖骨部位和骨盆的運動被身體軀幹平穩的吸收，正確的軀幹位置仰賴持韁繩的手臂、腿和腳所放的位置。騎者保持心理放鬆的坐姿，吸收馬的運動，騎者的重心通過連續的平衡反應保持在垂直的一條線上。頭部的位置以頸椎長短決定於頭頂的最高點，其構成彈性平衡桿的末端就是脊柱。所以騎馬需要不斷練習的就是看前面、頭不要晃、背挺直、雙腿靠馬肚貼緊、腳跟向下壓，馬術治療師

應是個騎手，感受騎乘中運動過程的層階，詳細的了解才能使治療成為可能。正確的應用和調整馬匹行走的移動才是對馬術治療個案的保障。騎馬的經驗和了解脈衝的動力學是良好的治療必備條件，馬術治療不僅是讓個案騎坐在馬背上被動的接受律動，享受節奏，更要使個案軀幹接受與轉出馬轉移的運動，如此個案可以接受通過馬運動的協調反應及關節活動獲得所有運動刺激的效益。

　　當馬在直線上行走時，其脊柱由頸背到馬尾形成一直線，如果改變方向（假想馬的肚子是個圓、弧形），馬匹脊柱以弧形朝向預期的方向彎曲，馬背的彎曲在牠身體整個長度上應是均勻的。

　　要達到正確的騎乘是需要良好的訓練，配合適當的馬匹，騎者必須經過一系列的精細協調的動作來完成。而物理治療師必須親自體驗各個動作（請學騎馬），並了解動力學的應用，方能在馬術治療的課堂上，開出知其然的處方。當馬匹改變彎曲方向時，騎者須保持他的重心超過馬的整個彎道，身體軀幹不可以向內傾斜來抵消離心力，而是應通過增加內側座骨上的重量來抵消傾斜的不平衡，但是騎者必須注意髖骨不會下榻，也就是腰椎不會偏離成相反的脊柱側凸，只有這樣馬才能平衡身體與騎著一體。

　　騎者的骨盆應與馬匹的骨盆平行，這需要內側坐骨稍微向前，同時也對應了外側坐骨的回復。在腰部、骶骨關節和髖關節的移動中允許骨盆採取平行的位置，在與騎乘直線相交增加了向外的旋轉，後收外側腿是骨盆和脊柱旋轉的結果。為了騎者和馬匹的運動和諧，騎者須保持他的肩膀平行於馬。只有通過腰椎和胸椎的旋轉，帶你的外肩膀達到與馬運動的方向平行是可能的。騎者軀幹以下和胸部在相反的方向旋轉的複雜相互作用導致騎者身體螺旋狀的運動。脊柱保持在延展的情況下而且姿式正確並且沒有不適當的過度壓力在脊柱上，這時反轉才有可能。

　　旋轉脊柱和肩帶帶動外側手臂向前，這抵消了馬外頸部的拉伸，因此與馬匹口銜的不間斷柔軟接觸，動態穩定的肩帶反應於胸椎旋轉而移動，這使得內肩部回到相同的程度，外肩部向前移動而產生正確的持韁手、手臂和肩膀的位置。知道這些複雜的運動序列，可以幫助騎者適當地移動。物理治療師熟悉這運動序列能刺激對角線及螺旋運動模式，就像Dr.Herman Kabat描述的神經肌肉的本體感覺治療方式。馬向前的運動可以增強治療的成效。為了保持騎者在一個垂直的旋轉姿式，騎者必須抵消身體的離心力，騎者不僅不能把軀幹彎曲到

外側，他還需要把持住隨之而來的相反運動。只有一種方式能最佳地實現騎者和馬匹之間的運動對話，這正是細緻的肌肉相互作用和關節適當的協調完美表現，因此才被有目的地用於治療目標上。

馬術治療導師也必須知道馬如何提供的運動對話，騎者須被指導什麼樣的坐姿以實現馬匹與騎者的和諧。物理治療師必須事先了解體驗這個治療模型，分析模型與自己身體的感覺，如此才有能力為騎者在治療前幫他找到、並建立更好的馬術治療的復健模式。

骨盆運動產生脊柱對角與螺旋複雜的運動脉衝，經過腹部、軀幹、背和頸部肌肉，產生的感應鏈；由於肌肉纖維的共同方向，其也沿著共同的螺旋徑路及自主和單獨的作用，所以單一肌肉的鏈接反應是可能的。此鏈接反應在解剖學或生理學的名詞上定義為運動鏈的肌肉功能。撐握馬匹的步態、步伐、步幅達到協調動作需要具備許多的馬術技能而且馬匹的力量需要等長肌肉收縮訓練發展。然而這種力量的訓練必須謹慎而保守，使其肌肉具有不斷的柔軟度，這只有透過等滲肌肉相互作用才有可能。

以上的解釋是為了引導物理治療師在作治療時，對馬匹和騎者各個動作的要求，便於達到所有動作和階段的含義。當物理治療師能夠以正確的方法（不用鞭子、其他輔具）在所有動作上，以確實的速度引導馬匹，則物理治療師會發現開啟馬術治療的鑰匙。

第三章

馬術治療的語言

誰要是比我更愛妳，請她接著寫她的贈言

～普希金 Alexander Pushkin

　　回顧一下，我們對物理治療的理解：物理治療是一種基於醫學上的知識，需要一個「全人」的方法來實現健康和幸福。物理治療有助於恢復肌肉，關節和其他軟組織結構在損傷，疾病後的正常運動和功能。通過運動和鍛鍊，手動治療，教育和諮詢幫助需要復健的人。物理治療可以在任何時候給你在生活中的受益。多種物理治療的方法證明了它對人們的需要，同時也展現了物理治療是個高度專業的醫療服務。

　　首先我們需要彼此交談，物理治療作為臨床和科學原理需要理論指導和推進實踐的研究（Alan M Jette, 1994）。

　　越來越多的人認識到知識翻譯活動在物理治療中的重要性，並且正在開展許多的知識翻譯干預。目前開發了的各種框架來指導和促進將知識轉化為實踐的過程。使用明確的概念框架是促進物理治療師在實踐環境中吸收新證據的重要資源，以幫助跨越研究與實踐差距（Anne Hudon, 2015）。雖然Anne Hudon所提知識翻譯活動與馬術治療並沒有直接學理上的關係，但在構念上提供了相似的語言。

　　任何物理治療干預當然必須在澈底檢查之前回答問題：什麼問題？我如何給最好的幫助？可以預期什麼效果？這些簡單的問題，需要精確的答案，與物理治療的發展保持一致。功能分析和運動測試是評估患者狀況的基礎。他們的結果定義了治療目標和達到它的方式。因此，影響訓練和治療應該按照個案的狀況進行嚴格分析。

　　根本的發現導致了物理治療的新方法，也就是大腦儲存的運動模式的功能性循環，與周圍作用器（器官的反應）的連接以及通過周圍刺激，激發集中存儲的運動序列。通過運動，影響這些功能性循環的物理治療方法，是對所有物理治療干預具有深遠影響的實現。所有運動是集中控制的。破壞可以在作用器外圍存在，在腦的中心或在腦和效應物之間的聯絡路徑上。

　　骨骼，關節，肌腱或肌肉功能的運動缺陷可以通過和諧地整合，使身體的整個運動性得到復健。這適用於硬化的關節或受傷的肌腱所引起不可修復的損傷。中樞神經系統和作用器之間的脈衝傳輸的受傷程度取決是否是可逆的，亦可能加以治療。神經生理的治療方法是基於所有生理運動功能並取決於運動模式的存儲為前提。大腦不存儲獨立肌肉的功能，而是運動序列，及運動模式。信息的路徑是功能性的，而作用器可以正確的處理傳導的脈衝之下，則有效的復健是可以實現的。

　　相應的腦部異常發育或疾病時，大腦自行支配儲存的運動刺激喪失了運動模式，儘管腦儲存有神經細胞但受傷的編碼程序不能重新運動。只有大腦輸入新的編碼程序時，新的運動的編程才是可能的。 我們現在知道腦周邊神經的影響可以通過身體組織傳輸的脈衝，提供和編程現有的儲備腦細胞。也就是說，可以通過經由肌肉，骨骼，關節和肌腱組織傳遞有目的的刺激來影響大腦，從而允許建立和存儲新的運動模式（替代運動）。因此，通過相互周邊及中心影響的這個環路，可以集中地形成運動組合。通過刺激身體組織產生這些反應稱為本體感覺神經肌肉促進法。它是許多專門的物理治療方法的基本原理。這種類型的本體感覺神經肌肉衝動的刺激，可借由馬匹通過在與馬匹的接觸點（即個案的坐姿，大腿內側，膝蓋和小腿）處的壓力和反壓力的作用產生。此外隨著運動器官發生的機轉，肌張力得以改善，特別是脊柱、肌肉、肌腱、韌帶和囊膜的伸展。

　　馬術治療是面向神經生理學，在運動和大腦之間其非凡的影響不限於改善運動控制。且從運動和整個身體，心靈之間有深刻的相互作用。兒童早期發育的數據顯示，大腦功能的正常發展，包括特別是運動發育，取決於提供兒童適當的運動刺激的數量。發展正確的運動學習是形成智力和進一步發展的基本先決條件；因此在運動活動和認知功能之間存在相互影響。感覺運動功能對腦容量同等重要；當大腦接收到正常運動經驗所需的感覺衝動的湧入時，大腦則產生有用的身體反應和合理的感知。在感覺運動和心理性運動治療時獲得的不斷

增長的知識進一步表示運動在各方面的程度上是有運用的普遍性。

Bobath理論

　　馬術治療可看見幾個在物理治療中所使用的方法。首先Bobath理論是以Berta Bobath（物理治療師）和Karel Bobath（精神病醫生／神經生理學家）夫婦命名。他們的工作主要集中在腦性麻痺兒童和中風的患者。神經發育治療（Neuro-Developmental Treatment NDT）是由Bobath夫人啟用的名詞，還有的一些相關術語如：神經系統內的可塑性以及感覺障礙、感覺運動學習、個性化目標設置、結果測量、活動限制、功能參與、家庭計畫和家長教育都有密切的關聯。1958年Bobath寫了關於孩子在活動中的運動學習的重要性，因此，治療最偉大的藝術之一是我們要知道孩子需用多長時間和方式用手拿起一個杯子和想要放置的程序與方法。所以孩子盡可能學習自己的控制，「學習不能直接測量——而是基於行為推斷」（Richard Schmidt, Tim Lee, book of Motor Control and Learning, 2005）。Bobath的方法為全世界數千名治療師提供了一個框架和一個良好的基礎，Bobath分析作為一種工具，可以用於各種類型的神經疾患。它涉及「觀察、分析、解釋、實驗、結果測量」的一個獨特評估和治療之間的密切實驗關係。Mayston（2008）寫道：「考慮Bobath方法的某些方面可能是有用的也是很重要的，缺乏證據並不意味著似乎應該放棄經驗性策略。相反，挑戰是提供證據的效力。」Bobath解釋：「……一種全新的思維方式，觀察，解釋病人的行為，然後調整我們在技術方面的做法——看到和感覺到什麼是必要的，他們可能會實現的。我們不教運動動作，而是我們使個案行動（日常生活）成為可能……」（Bobath, 1981）。Bobath也清楚地表明，Bobath理論是以流動疏導限制；以變化理解僵硬，而變化仍在進行中。

　　Bobath提出功能能力降低的主要原因是由於肌張力異常引起的。痙攣被認為是由於異常增加的強直反射活動，因此可以被抑制。有必要解釋什麼是正常的肌張力？「肌張力是肌肉對連續伸展提供的阻力」（Barney Brooks, 1986）。在完全休息時，肌肉沒有失去它的張力，雖然沒有神經肌肉活動在（Basmaijan and De Luca, 1985）。正常的肌張力為健康肌肉的輕微恆定張力（Kandel,

Schwartz and Jessell, 1991）。這些定義表明，肌張力包括神經（本體感覺反射和中樞神經系統）和非神經（肌肉的粘彈性性質）組成。與這個想法相稱，任何異常的肌張力也將展示神經和非神經變化。（Lance, 1980）將痙攣明確定義為由於拉伸反射的過度興奮作為上運動神經元綜合徵的一個組成部分其具有誇張肌腱反射的拉伸反射速度依賴性增加。痙攣狀態通常僅是運動障礙的一個小組成部分，並且在一些情況下甚至對於個案具有功能價值。痙攣狀態和肌肉高張力是不一樣的。痙攣是肌肉高張力的一部分，當然它們共存，但速度依賴性和高反射hyperreflexia通常不能解釋個案的運動障礙，因此，簡單地減少痙攣並不是有效的解決方案。假設痙攣狀態由誇張或釋放；異常強直反射和隨後的異常強直反射活動所引起（Mayston, 2001a）。雖然對被動運動的痙攣狀態顯示出存在反射亢進的證據，但在自願運動中，通常不能在肌肉中產生足夠的電活動（Ibrahim et al., 1993）。抑制在生理上被定義為傳導器釋放的減少，鑄造激發的方式和形成動作電位的發射，都存在於所有的中樞神經系統內。建議抑制是生理解釋。治療師同時影響抑制和興奮性突觸的變化，但他們的抑制也影響肌肉兼具的黏著性與伸縮性和通過改善肌肉長度可以獲得更好的生物力學優勢，更有效的達成肌肉動作執行的功能。通過拉伸進行處理當然會影響和減少肌梭燃燒，因此引起了異常反射活動，但是對於獲得痙攣狀態的任何持久效果，治療師必須使得個案能夠執行更有力、效率高的功能活動。Bobath認為肌肉無力是神經受損者肌肉張力異常的次要問題。假設當肌肉張力減少時，個案將有接近正常的活動與其發揮運動功能，這可能是真的。但是任何人都知道，如果不使用或缺乏激活肌肉的機會將會導致肌肉萎縮和虛弱。更重要的是，上運動神經元有病變的人很可能失去一些自動驅駛傳導到脊髓中的運動神經元池，導致肌肉活動缺乏作用。那些具有顯著速度依賴性反射亢進的患者，在產生足夠的自主活動方面也遇到困難，而不是受制於自我所造成對運動的企圖，而是異常肌肉活動產生的誇大所限制。

　　虛弱同樣是困擾神經受損的成人與兒童的問題（Bourbonnais and van der Noven, 1989; Giuliani, 1992）。雖然治療師可以通過使用活動，和負重來努力增加力量，適當的使用增強力量，可以改善功能並且不會增加痙攣狀態（Miller and Light, 1997; Damiano and Abel, 1998）。這個證據指出，治療師必須更多地注意神經受損個案的適應訓練時改善肌肉力量作用的方式。

　　Bobath認為，正常的運動模式引導致功能。運動模式不會自動導致功能，該功能必須在正確的前後關係中實踐。治療師是幫助人們以最好的方式運動復健。Bobath理論的基本思想之一是每個患有神經病變的人都有改善功能表現的潛力。Bobath主張有具體準備才有具體功能。Bobath在20世紀60年代表示運動學習理論的主要思想相結合，是需要個案的積極參與。你以可能的新活動方式刺激或激活你的病人。因此，處理技術是治療的第一步，它們是非常重要的（Bobath, 1965）。其次，運動學習強調了實踐的需要，也由Bobath倡導，強調家庭活動對個案的重要性。第三，學習需要設計與個案相關而有意義的目標。這方面的運動學習現在顯得更為重要，Bobath建立的目標是與個案和他們的家人（至少為每個孩子）共同協作。1944年以來，Bobath一直在宣傳他們的工作。在治療兒童腦性麻痺時，他們觀察到自動運動模式的生理發育發生在生長的特定階段。這種洞察使得有可能預測發展性缺陷在腦性麻疹的診斷。糾正神經肌肉功能應根據兒童的特定發育階段開始，換句話說，它們應盡可能接近生理序列。

　　由神經原因引起的不正常姿勢，可以透過肌肉張力正常化來改善或矯正。這預示著對物理治療師在生理學、技能和敏感性等方面的澈底了解。馬術治療的應用對特定個案處於有利的位置，實施改進的或新的運動模式。選擇的運動脈衝，物理治療師可以利用巧妙地運動使個案能啟動，刺激這些運動模式．運動在長時間內的節奏重複導致新獲得的運動的穩定性和個案（再）學習控制移動性的可能。根據Bobath理論，通過抑制和促進的姿勢張力和運動模式的正常化將刺激正常或改善的神經肌肉反應，即運動序列。馬術治療符合這些治療目標。馬術治療通過馬匹的特有步態，訓練軀幹，直立，坐姿和向前運動，實現另外的重要運動分量。有節奏地移動身體的速度，方向和位置的變化刺激平衡的器官和運動基本功能。馬匹律動的三度空間在同時間所產生唯一的激勵力量，無意識地創造了最佳的物理治療條件。

Kabat理論

　　本體感覺神經肌肉促進法（Proprioceptive neuroscular facilitation, PNF）是起源於20世紀40年代由Herman Kabat醫生；一位臨床神經學家和Maggie Knott一

位物理治療師在他們嚴格的神經學訓練及神經物理學的研究下建立了他們深刻了解的神經肌肉系統。並且培育物理治療師，而Dorothy Voss是這個項目的第一批學生之一，她加入了Maggie的工作團隊，共同出版了PNF書。

PNF是一種運動系統方法，跨越所有診斷專注於功能的恢復，通過其感覺輸入，對個案運動系統功能提供復健功能。重要的是在使用PNF之前得以確定個案運動模式的缺失，其次考慮運動缺失的原因。評估是為了更有效的方式來實現和進行PNF的治療。適應症很大程度上取決於預期的結果。很多時候，PNF用於在各個領域存在增加靈活性，強度和協調性，同時促進關節穩定性和神經肌肉控制，同樣的也應該納入功能訓練，以有效地影響改善運動規劃。當執行PNF技術時，是要完全理解你使用的治療方法所要達成的目標，以便確定選用治療方法是改善功能障礙的最佳選擇。PNF目前分為兩個領域，強化和拉伸技術。建立關節和肌肉的適當移動性必須在加強運動和／或模式之前發生，以便產生有效的神經肌肉促進。PNF本質上是穿過身體的中線，向對角線和螺旋方向的質量運動模式，從拿起一杯水，投擲和踢等動作都自然利用對角線和螺旋的運動。PNF的治療方法增強了許多身體活動的重複運動和肌肉收縮。拉伸技術最常用於抑制痙攣。在PNF拉伸期間應用兩個抑制概念。自體抑制依賴於來自伸展肌肉的神經纖維，以使肌肉鬆弛，從而允許更大的伸展。交互抑制涉及：激活劑（agonists，與受體結合並使其活化），拮抗劑（antagonists，與受體結合但無活化）效應。為了使激活劑收縮和引起運動，拮抗劑引起相反的放鬆以允許運動，以增加肌肉力量，耐力和協調。一旦利用PNF方法，重要的是重新檢查功能失調的基本運動。這將確保正在解決的移動性和／或穩定性問題，這對運動具有積極影響。通過適當的神經肌肉促進或抑制來改善總體運動。再一次描述Kabat理論：刺激特定的運動將引起有目的的反應，刺激衝動的交互作用，用於潛在的運動模式。最有效的運動模式是以沿對角線進展（螺旋形）；它們通過藉助於屈曲，伸展，外展和內收以及通過旋轉來拉伸和按壓身體的部位而發展。這些被動式的運動模式烙印到身體組織中並促進運動模式存儲在中樞神經系統中。這些模式可以被刻痕複製，以便控制周邊相一致的運動。應用所選擇的運動組合需要解剖，神經生理學和遺傳學的知識，以及將運動分解成它們的組成的能力。通過刺激促進的身體組織內的反應構成本體感覺神經肌肉促進。當練習新的運動模式時，刺激的節奏重複是必需的。馬匹背部

的擺動脈衝，刺激個案身體斜向螺旋運動。馬行走的方向和左右側向彎曲的變化，放大了身體斜向螺旋運動。馬術治療給個案維持和依節奏的重複運動，誘發出本體感覺神經肌肉促進的效益。

Vojta理論

姿勢反應和反射學是在神經運動學檢查技術中的重要理論，Vojta教授使用反射運動開發的物理療法是基於他對兒童姿勢和運動發展的發現，用於早期識別新生嬰兒和嬰兒的運動發育障礙。他認為早期診斷是治療的基礎。今天，反射運動被成功地用於影響新生兒，兒童，青少年和成人的許多條件中。腦性麻痺、多發性先天性關節病、脊柱側彎、髖關節發育異常和脫位等。1954年在布拉格大學精神病學院的工作時期，Vojta由當時的診所負責人Henner教授提出，為東北波希米亞新開的診所啟動腦性麻痺兒童治療計畫。當時Vojta發現了治療兒童腦性麻痺的關鍵。於是1959年起，Vojta利用此原理為腦性麻痺兒童做物理治療。Vojta擁有令人難以置信的觀察敏銳的天賦，他對於認識複雜的運動關係有適切的鍛鍊，而且最重要的是Vojta對純粹研究的熱情，始終不變。Vojta發現，某些身體姿勢，頸部和軀幹肌肉的收縮可以通過手操做的誘導來引發張力，可以達到有意識的提高頭部。可以激活不能被激活的肌肉群，最重要的是，這樣治療的腦性麻痺兒童表現出更好的步態，更好的姿態和更好的言語！在此基礎上，他試圖影響通常在腦性麻痺兒童中發現的原始骨盆彎曲姿勢。他把這些孩子放在蹲著的位置，他們的腳自由地懸掛在桌子的邊緣。在嘗試誘導頭部下垂，並從該位置實現手臂支撐反應時，他觀察到多裂肌，頭部旋轉，軸器官的延伸，腹部肌肉系統的收縮等的大量反應。Vojta認為，他發現的許多運動複合體可以追溯到一個共同的，主觀的，先天的（運動）運動模式。Vojta理論拓寬了我們對姿勢反應知識的內容和程度，並在此基礎上發展了早期檢測腦性麻痺的概念。

Vojta的治療基礎──反射運動（Reflex Locomotion）反射運動的活化有三個主要位置：俯臥，仰臥和側臥。為了刺激運動的模式，在身體和胳膊和腿上有十個可用的區域。通過不同區域的組合和壓力和延伸的變化，可以活化兩種運動模式，反射滾動和反射爬行。通過在肢端和所謂的阻力中的最佳關節角度

發揮重要作用，治療師對當前運動模式中的關節運動的序列建立對抗。例如，對抗和保持在反射爬行期間旋轉頭的趨勢；以這種方式，「對抗」身體部分的環境中的肌肉組織張力增加，而沒有進一步收縮（等長收縮），可使其他遠端身體部位（腹部、背部、手臂、腿部）的肌肉活動得到加強。

反射爬行的目的是：1、支撐和抓握，上升和行走所需的肌肉支撐和直立機轉，以及臂和腿的步進運動2、呼吸，腹部和骨盆底肌肉組織以及膀胱和腸括約肌的活化3、吞嚥（對於咀嚼很重要）4、眼睛運動。Vojta的反射運動中描繪的運動序列包含用於人類姿勢和運動中的正常運動功能的個體發展所使用的運動的基本模式。個案必須根據其原發疾病及其產生的可能性和限制進行單獨治療。Vojta療法對患者的影響可以包括以下領域：

骨骼肌肉

1、脊柱部分地延伸，旋轉並且在功能上更可移動2、頭部可以更自由地移動3、個案的關節中心，特別是在臀部和肩膀。減少不正確的姿勢4、手和腳可以更有目標導向和綜合的方式用於抓握和支持功能。

臉部

1、吸入，吞嚥和咀嚼運動變得容易2、眼睛獨立於頭部移動，更加目標導向3、聲音變得越來越強4、語音獲取，清晰的發音更容易理解。

呼吸功能

1、肋骨架加寬2、呼吸變得更深，更均勻。

自主（非自願）神經

1、皮膚有更好的血液循環2、睡眠——覺醒節律改善3、活化腸和膀胱的調節功能。

知覺

1、平衡反應得到改善2、空間方向感變得更好3、感覺冷，溫暖，尖銳或鈍變得更強或更準確4、個案的本體感覺變得更加鮮明5、通過觸摸（立體識

別）識別形式和結構變得更好6、注意力集中的能力變得更持久和更靈活。

思想

個案情緒似乎更加平衡，更快樂，更有情感彈性。Vaclav Vojta是小兒科醫生，在1974年寫了一本書*Die zerebralenewegungsstörungenim Suglingsalter*（*Infantile cerebral movement deficits*）。他的治療是基於刺激和使用反射運動，以建立校正的反射模式或運動模式。要應用這種治療，掌握反射運動的複雜定律的知識是必不可少的。利用負責反射爬行和滾動的肌肉群的作用；它們由對角線的對抗運動組成。通過刺激適當的肌肉群運動，工作或不工作的肌肉群被整合到校正和生理肌肉群運動中。因此，為中樞神經系統產生運動模式，啟動了在整個運動裝置中存在的不同受體。馬術治療由物理治療師通過個案生理的發展，建立的矯正姿勢來刺激適當的運動模式。對角旋轉對抗運動是對馬匹擺動衝動的恆定運動響應。擺動衝動的恆定運動通過軀幹中心而集中地觸發，而Vojta方法則是通過特定的反射運動。馬匹產生的運動節奏，重複地刺激來加強肌肉功能。我們如何將Vojta方法實現在馬背上，是一個可以探索與開發的課題。

Brunkow理論

Brunkow理論治療旨在啟動正常或校正的運動模式，並通過激活所有參與身體肌肉的肌肉使其自動。這種促進通過手和腳的最大背屈曲實現。當個案處於該位置時，在手腕和腳跟處施加壓力。這些本體感覺刺激影響共同收縮，其通過上肢和下肢傳遞到軀幹。通過精確指定的「stemmführende」操作，可定義的肌肉鏈被激化，這導致整個矯正肌肉組織中的對稱肌肉張力和脊柱的延長。基礎理論是通過遠端身體部位提示肌肉緊張動作刺激在近端身體部位的生理和可控制的矯正肌肉動作，以達到預期中的穩定。

治療的任務是實現個案身體理想的位置，通過重複個別練習，運動模式變得自動化，並且個案能夠漸漸使用挺胸的身體姿勢。該方法首先用於預防和當處理脊椎骨形成的疾病以及患有中樞神經系統受損，身體姿勢缺陷，關節病

變，脊柱側彎，骨盆底部區域功能障礙的個案患。Brunkow的原理也可以運用到運動傷害的復健；它調節肌肉失調，它有助於消除四肢僵化區，它有助於骨幹伸直。Brunkow所產生的效果，如改善弱化肌肉及骨幹和四肢穩定的功能。Brunkow的概念是實現脊柱的軸向改正和促進整個身體軀幹的生理重新校對。四肢（臂和腿）放置在特定的靜止位置，然後，手和腳以特定的方式被拉緊，好像個案正在靠著不可移動的物體。這種支撐動作將所產生的肌肉張力傳遞到軀幹，導致軀幹自然而然的挺直和等長全身收縮。該效果可以通過讓個案進行運動，使腳和手保持在特定支撐的位置中來加強。Brunkow可達成的效果其一是相互收縮，激化和拮抗等量運作，有助於穩定關節並實現脊柱的穩定的治療目標。其二為肌肉調節，整個身體肌肉系統的肌肉張力被修正，以加強和穩定姿勢的肌肉。這些長期的改善促進生理正確的姿勢。

　　Roswitha Brunkow在她診所多年的努力工作中開發了她的治療方法，Brunkow於1977年去世。她個人沒有發表任何著作或文章而是將許多觀察和註釋化為自己的心得與理念傳遞給Vojta博士。在她過世後，她的工作伙伴以她的名字（Arbeitsgemeinschaft R. Brunkow）成立一間診所，由經驗豐富的物理治療師繼續以她的方法，提供物理治療。1978年和1983年，Rose Marie Bold和Annemarie Grossmann寫了一本書：物理治療神經肌肉障礙（Eine krankengymnastische Behandlungsmethode bei neuromuskulären Störungen）被稱為「Stemmführung」的方法（試譯為：定向壓力，或支撐導向）。

　　在解剖學上，這些線性肌肉動作起因於肌肉鏈的功能，其纖維大部分沿對角線延伸。在腹部和背部，這些纖維沿相反的方向布置，因此它們以對抗的方式工作。這些肌肉動作的目的在使身體姿勢正確。

　　直立姿勢和直立步態通過腹側和背側肌肉鏈的拮抗肌肉扮演用來維持平衡脊柱，也就是軀幹。該作用有效功能的前提是協調等長肌肉動作所需的生理支配。由肌肉功能障礙引起的運動缺陷通過調節肌肉緊張和消除不平衡來矯正。這是人在沒有受損傷的生理過程，一但有運動傷害則是物理治療的過程。馬術治療應用Brunkow方法時，對馬匹的要求與人一樣，給馬匹最佳的訓練是必要的。只有當馬能夠適當平衡其自身身體，使得它可以首先攜帶其自身，其次攜帶個案時，Brunkow的理論才能有效的利用。馬匹腹側和背側對抗肌肉角色扮演是必不可少的：攜帶力——當後腿踏下和背部上升——由腹側肌鏈產生；推

力——當後腿抬起而背部下落——是背部肌肉鏈的功能的結果。等張肌肉運動，沒有緊張或不平衡，使馬匹的脊柱和身體的平衡成為可能，並允許馬匹背部擺動。這產生了用於其框架和步態的有效功能以及用於治療傳遞脉衝的先決條件。馬術治療以特別有效的方式實現對直立軀幹傳輸所必需的對角刺激：反旋轉脉衝在脊椎的各個水平引發微妙的協調反應。在步行時由馬匹傳遞的擺動脈衝總是刺激軀幹的對角旋轉運動反應，其脉衝也向前傳遞到四肢。這些功能，對於校正軀幹和行走是必不可少的，是個案在與馬匹的運動對話中的自發反應。內方腳和外方手之間的協調過程，其支配馬匹的運動，是對馬匹的動作的邏輯運動反應。運動——分析地說，這意味著由軀幹傳遞的運動脉衝在手和腳處的對角線上，即在拳頭也是韁繩處和腳也是腳鐙處交替地驗正。馬術治療的目的是在脊柱上以最小的重力中施壓力於脊柱的矯正。Brunkow的治療方法是經由遠端本體感覺而實現。由於馬匹特有的具體步態向前運動的重複節奏，引導出有效的馬術治療基礎，其在實踐和穩定這些功能方面表現優越。

Klein-Vogelbach理論

　　在解釋此理論之前，讓我們先了解此理論的創立者：Susanne Klein-Vogelbach（Dr. med. hon.）。她1909年出生於瑞士的巴塞爾，她在有醫學與音樂背景的家庭中長大，儘管她對醫學有濃厚的興趣，還是選擇了戲劇，並畢業於慕尼黑戲劇學校，而後她在巴塞爾音樂學院接受藝術體操訓練，為她日後成為物理治療師的基礎。1940年至1946年間她在日本為許多舞蹈團體的顧問，並照顧小兒麻痺兒童，這是她首次接觸到物理治療。回國後她在市立醫院為外科的物理治療師。1955年她於巴塞爾大學學習與實踐發展功能運動教學的基本知識。1970年起她在國內外教學與演講。1976年出版了《功能動力學》，1978年著書《治療性功能鍛鍊動力學》。1979年巴塞爾大學醫學院授予她榮譽博士學位。1981又出版了《球操動力學》1996年9月11日Susanne Klein-Vogelbach走完了八十八載豐富而積極的人生。

　　Klein-Vogelbach理論認為健康自然的運動被認為是美麗的，所有的人攜帶自己的身體「同行」於正常運動的能力卻可能產生的不安運動行為。不同的人

有不同運動天賦，體能和心態影響運動行為，所以對有些人來說運動很自然，輕鬆，而對某些人運動則不容易實踐。因此相應地調整訓練是物理治療師的一大挑戰。

Klein-Vogelbach理論認為導向的健康運動行為是優雅的創意運動，並在運動中調解連續變化和適應的概念，應用到身體的所有關節上的靜態位置和運動鏈。理念是：運動的和諧，運動序列的定時，節奏，和移動量。其理念在實踐中極為相關，並且包括用於檢測運動的空間和時間質量直觀的能力

Klein-Vogelbach理論應用於馬術治療，必須包括功能分析的洞察力，因為馬術治療會聚焦在個案和馬夥伴關係中可發生的一切事情；什麼不應該發生？什麼可以、什麼是應該和必須發生。功能分析確保每個馬背上的治療階段是能經得起檢視、批判和無偏見。

我們分析Klein-Vogelbach理論中的運動治療，非常相似於馬術治療。對脊柱的影響，用於增加穩定性，橫向屈曲以及屈曲和伸展的鍛鍊可以在Klein-Vogelbach理論中使用常規治療模式進行，例如通過特定的球運動。這種治療效果可以在馬術治療的幫助下達到如：經由個案坐姿，於馬步態向前運動來增強。然而，在同一時間中馬術治療產生了另一功能可以實現對脊柱旋轉的影響，目前此治療的定律在任何運動治療中無法做到。馬匹的運動脈衝刺激個案脊柱上腰部和下胸椎區域水平處的旋轉，這對於脊柱的有效運動序列是必要的。馬步伐的特殊性進一步的增強對角的節奏變化——左／右——以及在增加速度的練習中獲得節奏重複的優勢。因其限制旋轉運動脈衝的範圍來實現旋轉水平的穩定。同時，因為脊柱和軀幹在向前運動期間適當地校正重力，而使旋轉活動的強度增加。

當馬行走時觀察個案的坐姿可以容易地看出對角運動的傳遞是如何明顯。由於馬匹後腿的上升和下降，運動向前／向後脈衝，同一時間對角線運動反應的對角步行階段期間傳遞擺動脈衝，雙臂沿對角線地反應向前和向後繼續擺動。當馬匹右後腿前進（加速）時，個案右臂通過向後擺動進行反應；當馬匹左後腿放下（減速）時，個案左臂向前擺動。這導致雙臂交替的鐘擺式運動與馬匹的節奏一致。它們是通過刺激脊柱的對角運動模式和柔順的旋轉功能而產生的。在平衡，直立姿勢和步態特定的向前運動中，只有馬術治療才能實現這種精細的動作協調。

Feldenkrais理論

　　Feldenkrais理論是人類運動，學習和改變初期發展的一個顯著方法。該方法基於物理學，神經學和生理學的健全原理，以及神經系統最佳學習的條件。Feldenkrais理論在策略的使用上可改善姿勢、靈活性、協調性、運動和藝術能力，並幫助那些運動受限，慢性疼痛和緊張（包括背痛和其他常見疾病）作為神經發展和心理問題。

　　Feldenkrais的治療方法是探討生物與文化的運動面貌。以及我們習慣將自己的潛力約束在一小部分。經由個人的歷史，教養，文化，傷痛，疾病等，我們每個人都採取自己身體和心理的行為模式。這些模式深深植入我們的神經系統，並且經常變得過時或功能障礙，對身體和心理造成不必要的限制。Feldenkrais方法使用學習、運動和感知的過程，釋放你的習慣模式，並允許新的思維模式，移動和感覺的呈現。Feldenkrais教導二個讚許的理念：一是運動意識（Awareness Through Movement、ATM）、其解釋為；運動意識在這些結構化運動課程中，個案通常開始躺在舒適的棉墊上（使用各種姿勢教授課程，包括坐在椅子或站立）。利用有目的的運動和引導專注與愉快，的二項組合，讓個案理解達到一個特定的運動和行動的基本動態關係。此方法不同於傳統的運動，傳統的運動可以成為機械化，其目標只是燃燒卡路里，或以自己的運動訓練意志力。運動意識指導你減少不必要的肌肉力量和提高你的行動自我的意識秘方。這種對感官學習的強調導致運動和活力更加靈活，愉快，並且沒有運動後的肌肉酸痛和疼痛。個案對訓練的課程很容易做，結果是非凡的。運動意識是Feldenkrais博士發展的，作為一種重新參與神經系統的方法，如同我們都曾是嬰兒，但後來通常都放棄了。課程的組成結構創造了一個觀念、感覺，靜止和移動的對話，使整個系統在學習的過程中，將老習慣可以被新的意識和技能取代。一是功能統合（Functional Integration、FI）；功能統合是一對一的方法，學習，變革和改進是實現使用特定的技能操縱和被動運動，為個案個性化的需求而設計。功能統合是溫和，微妙，有效，廣泛認可其處理肌肉的疼痛、嚴重的肌肉骨骼和神經問題、和兒童的發展問題。

Moshe Feldenkrais（1904-1984）博士是一位傑出的科學家，物理學家和工程師。並深切關注人體的靜力學和動力學，以及神經心理學。他在索邦大學（法國巴黎大學）獲得物理學博士學位，並在巴黎的居里研究所與諾貝爾化學獎獲得Jean Frédéric Joliot-Curie（居里夫人的女婿）密切合作，在那裡他們一起進行研究。他也是一位被尊敬的柔道教師和許多關於柔道書籍的作者。40年代其間，Feldenkrais因身體嚴重的受傷後不能行走，因此Feldenkrais開始深入探索自己身體的運動，癒合，感覺，思維和學習之間的關係。結果，他恢復了行走能力和革命性的發現。1984年他在以色列特拉維夫去世之前，Feldenkrais親自培訓了一小群從業者繼續他的工作。今天，全球有超過6000名Feldenkrais從業者。他的見解促進了體育教育新領域的發展，並繼續影響了諸如藝術，教育，心理學，兒童發展，身體和職能治療，體育鍛鍊和老年學等學科。

運動意識是他運動治療的基本概念，其主要概念在促進生理與運動。他鼓勵人們通過發展身體意識和身體控制使自己意識到發生了什麼，從而參與設計鍛鍊身體的計畫，是功能整合導致治療效果的加強。Feldenkrais博士的治療概念也清楚地基於這樣的信念：目的性運動使大腦能夠接收，存儲和提取可檢索的新信息，即信息可用於進行運動。刺激神經儲備方法的治療，完全是不同的考量，比任何強度訓練，關節活動法或類似的機械訓練不同。如果個案理解運動意識對運動的影響，則可以果斷地改善治療結果。

將Feldenkrais的概念併入到馬術治療中可以提供對個案治療的加強。個案通過動作和身體意識的發展有意識地參與運動過程，使得個案積極地參與他的治療及其更好的成效。個案不僅是治療的受惠者，同時也創造性地參與了他們在治療上的成就。

Rood 理論

Margret S. Rood，職能治療師。在二十世紀四十年代，她將臨床觀察與過去基於感官刺激的文獻相結合。因Rood選擇臨床教學而不是學術研究，所以，Rood的大部分方法都是基於解釋。她的假設：正常肌肉是運動所必需的。如果一個人的語氣不正常，（低滲或高滲）運動就會受到抑制。她也認為治療應該

從功能的發育水平開始。患者治療基於發育順序。每個技能都建立在另一個技能上，完成一個動作後才能進一步發展下一個動作。利用 cephalocaudal （由頭至尾）規則的含義，治療開始在頭部，並向下延伸。動機可以增強或阻礙患者的表現和參與。如此帶入rood理論的四個原則：1、感覺輸入使肌肉張力正常化，並喚起期望的肌肉反應2、感覺運動控制是基於發展3、運動是有目的的4、學習需要重複運動。

David Lucena-Anton等人於2018年研究評估12週的馬術治療干預方案對痙攣性腦性麻痺的患兒髖關節內收肌痙攣狀態的影響。共有44名患有痙攣性腦性麻痺（GMFCS IV-V級，28名男孩和16名女孩，8歲10個月，SD 3個月）的兒童被接受馬術治療（n = 22，平均年齡9歲6個月，標準差3個月）與對照組（22例，平均年齡8歲3個月，標準差3個月）。

對照組接受常規治療，治療組除常規治療外，又接受馬術治療。12週的馬術治療計劃，每週一次，每次45分鐘。兩組均在修正Ashworth量表（MAS）完整程序之前和之後進行評估。結果治療組和對照組在兩種內收器（左內收器：p = 0.040；右內收器：p = 0.047）之間的MAS分數在12週的馬術治療干預後有顯著差異。

除常規治療外，基於治療的腦性麻痺兒在進行為期12週的干預後髖關節內收肌痙攣狀態的統計學顯著性變化。因此，它似乎在短期內產生效益。Vojta理論、Rood理論、Kabat理論、Bobath理論，在治療中被分類為神經生理的治療方法。因此，這些理論可以應用於馬術治療。

心理性肌肉運動的方法（Psychomotor Methods）

心理性肌肉運動的目標是指特定的身體功能，反射行為和解釋運動。傳統上，這些類型的目標涉及信息的物理編碼，具有運動和／或活動，其中大動作和精細動作的肌肉用於表達或解釋信息或概念。心理性肌肉運動還指自然，自主反應或反射。有趣的是，儘管1956年描述了認知分類學，1964年描述了情感，但是直到20世紀70年代，心理性肌肉運動領域還沒有完全的被描述。

為了避免混淆，如果運動只是物理的，其情感或認知的客觀術語為物理而

不是心理運動。支持認知發展和技能的物理實體的主要例子可能是通過顯微鏡觀察。在這裡，心理性肌肉運動的關鍵是在，身體行動支持或是認知成長和進一步認知技能的載體。學習者正在使用身體動作來實現認知目標－辨識，認知和區分各種類型的心理性肌肉運動。心理性肌肉運動意味著有一個非常明確的教育意圖，增長發生在心理性肌肉運動的運動領域中。

患有運動，學習和行為障礙的兒童越來越著重於使用心理性肌肉運動的訓練計畫。Ernst Kiphard，Marianne Frostig，Krista Mertens和Ida Rolf寫的描述馬術治療這個專業領域對個案有幫助的介紹。他們確認馬可以在馬術中環行成圈的步法（voltiging）中發揮治療的傑出作用。

重要的是，物理治療師理解神經，感覺和心理性肌肉運動是如何跨界重疊的，並且物理治療師能將這些知識與實務用在小腦功能障礙的兒童的治療計畫中。兒童的疾病症狀可能極小，最初沒有進行治療。但是，如果不治療，腦功能障礙可導致最大的損傷和功能障礙。對這些兒童最好的是提早推薦使用心理性肌肉運動（馬術治療），特別是腦性麻痺兒童的人數在過去幾年以驚人的速度增加。馬術治療（hippotherapy）可以在預防行動中發揮突出的作用。

嬰兒運動缺陷早期的治療方式也落入這一領域，物理治療和矯正教育治療重疊。多重治療模式和運動方法可用於治療這些嬰兒：神經——感覺運動整合，通過感知訓練對身體形象建立，身體意識和身體敏感性的發展。馬術治療可以成為優秀的治療伴侶。物理治療師必須能夠判斷兒童或成人在什麼樣情況下採用適當的治療。在所有的治療中，馬術治療提供獨特的治療可能性。馬術治療是一種明確定義和界定的物理治療方法，表明用於神經生理學和運動障礙，因此馬術治療在古典物理治療中佔有重要的角色。

第四章

馬術治療師的第一堂課～馬術

David，你要學騎馬

～Sister Chiara Hattonhall

　　偶而會在電影中或報紙上看到一位富有的父親在他女兒九歲生日時買了一匹白馬，作為送給他女兒的生日禮物。地處台灣的我們不是因父母假日帶我們去遊樂園騎上小馬兜一圈，我們接觸馬兒的機會是很少的。

　　作為一位馬術治療師必須學習騎馬，可是一項新的挑戰，現實裡我們需要克服的困難遠比歐美的治療師多：馬文化的貧乏、城市寸土寸金，馬場少又多地處偏遠、騎馬一節課所費不貲、它還需要安全帽和馬褲馬靴、會有危險嗎？摔下來怎麼辦？

　　你會請一位不會游泳的教練教你游泳嗎？不會。所以你在執行馬術治療時應該已是一位優秀的騎士，但並沒有要求你的障礙賽要跳過一米二，也沒有說馬場馬術（盛裝舞步）要做到中間快步或變換腳，重要的是馬兒的所有動作都會因為你是會騎馬的物理治療師而巧思地運用在馬與個案和諧的律動中，律動中帶給個案治療效果而對馬兒也享受了奉獻的愉快。

馬術治療師的思維

　　個案的小臉蛋掛著靦腆的微笑細心的探索治療中些許的成就，新發現自由的運動能力和體能的恢復，或許在你工作的領域中欲尋找一個新的動機，或許學校所學已經用的差不多了，這時候馬術治療躍入了你的眼睛，應用的恰如你

在學校所學的理論和方法，這些足夠激發你對新的治療充滿興趣。表面而言，馬術治療好像是個功能完整而理想的治療，包含了心理上和動機上以及感覺運動等等的目標。很難想到許多個案不會從中受益。馬術治療真的這麼好嗎？並不盡然，以馬兒為媒介的治療看起來很容易，不過蘊藏在馬蹄下的是需要大量豐富的知識、不斷體驗的經驗和良好的正確判讀。廣泛的馬術知識是任何一位馬術治療師考慮以馬為輔助治療的先決條件。穩定、善體人意、耐心、順從的治療馬是實際需要但牠卻是多變而複雜的動物，遠比你或妳在治療室中的任何物理治療方式，不同於超音波儀器或運動設備器材。沒有相同的二匹馬，就算牠們都是訓練有素的治療馬也不全然能安全而適合所有的個案。如果你沒有豐富的馬術經驗，僅是透過介紹性的馬術治療所提供的基本概述，這樣的概述不會給你成為使用馬術治療作為個案治療的馬術治療師所需的深度。馬術治療給個案的安全風險比傳統的臨床治療要大得多。因此，你有義務在沒有進行馬術治療納入治療計畫之前，充分熟悉馬兒的氣質，基本本能，肢體語言和運動特徵。研討會和工作坊不能取代經驗：定期騎馬，動手清潔馬匹，處理馬廄，常去馬場看看馬匹，如；大小、類型和品種是必要的，以獲得不同的經驗。在馬場花費的時間越多，馬術治療師將在治療安全性和功效方面使用的判斷越好。

你所嚮往而理想的馬術治療工作環境是能享受戶外生活，喜歡動物和人，並喜歡創造與挑戰，而非在醫院或診所傳統的治療方式。然而，馬術治療有一些考驗；治療時需要在不平坦的而柔軟的沙地上行走45分鐘，並且您必須願意欣然接受馬蹄可能揚起的灰塵、馬糞便、馬尿以及馬毛，而且能接受室外溫度的變化。實際上馬術治療不可能自己一個人動手做，馬術治療需要至少一到兩名額外的受過訓練的工作人員。為了進行安全，有效的治療，許多因素必須協調：馬和個案的輔具設備、團隊成員、設施和天氣。顯然，後勤的支援比在診所更複雜和需要。

馬術治療專業，除了你，和你有完全的信心外，你同樣是治療團隊中的重要成員。作為治療師，你不容易同時處理馬和個案，因而馬術治療專業團隊有了分工，你需要領馬員來處理馬術的技能而產生治療上所需的馬匹行為和治療步態的運動。儘管如此，你仍然最終負責整個治療團隊，提醒你的團隊和馬匹，並做關鍵性的馬與個案之間互動的決定。

考慮馬術治療師坐在個案背後的治療嗎（參閱第30頁圖3）？這是一個高

難度而又埋伏了許多的危險因素的治療，兩人騎乘式治療不同於一般的馬術治療，除非你是一個非常有經驗的馬術治療師，而且需要團隊的縝密配合。它是嚴格的個案端處理技術。它允許您與個案處於同一級別，並能夠提供雙邊利益或支持。然而，如果你想使用這種治療之前，請一定要問自己以下的問題：如果馬兒受到了驚嚇突然揚蹄一躍，我可以保持我與個案在馬背上獨立的坐姿嗎？（在沒有韁繩可握之下，保持平衡和安全）馬兒背部的力量，強到足以承載我和個案的總重量？是真正有必要執行嗎？還是我可以有效地使用其他方法的馬術治療幫助個案？您必須知道，馬術治療應迴避對個案造成的風險。在使用這種特殊治療技術之前要仔細的再三考慮。

　　當涉及馬匹時，在任何治療情況下出現的保險和責任問題至為關鍵。什麼情況是個人應負的責任？你的馬術治療行為保險公司是否涵蓋這項特殊的活動，因為它可能發生危險？您的國家是否認可使用馬術治療為個案治療？這些治療課程所需要的經費是否會得到充分報銷（使用者付費），或者是否能夠接受他人的捐贈？記住：不要自以為是的認為通過志願服務您所應該負的責任就會減少。

　　儘管是在戶外的輔助治療而又有娛樂的氣氛，但專業精神必須保持。如果您是馬術治療師正考慮為你的個案提供馬術治療的服務，請檢查自己所有的籌碼：是否有組織的支持？是否在最嚴格的安全準則下運作？是否經得起同業在提供專業服務的任何設施中接受對方批評？馬術治療團隊成員和志願者是否專業？團隊成員成熟和負責嗎？團隊成員會激發對個案和個案家庭的治療信心嗎？團隊成員一起工作有良好的配合與支援嗎？馬場可以在安靜，受控的環境中進行治療，馬匹稱職有良好的表現？馬術治療工作坊與不斷增加的實踐經驗相結合，提供了一個令人興奮和有益的治療經驗之基礎。

註：兩人騎乘式治療，必須是馬術治療師坐在個案背後執行。

基本馬術知識

　　騎手的姿式上馬前要先確定馬鐙設置在大約正確的長度。一個普通常用的方法是測量鐙形皮革和腳蹬鐵的長度。左手（左右手依個人習慣）掀起馬鐙皮革，

右手握拳伸至馬鐙皮革頂端，然後把馬鐙拉到你的腋窩下。那麼這個長度大約是你上馬坐穩後雙腿落在馬鐙上正確的長度。當然在馬背上也可以再微調。馬背上，騎手必須坐在平衡的位置，以幫助馬兒保持平衡並自然移動。騎手應該坐在馬鞍的中央也就是鞍座的最低部分，雙腿輕輕地圍繞馬肚放置，使得腳的跟部與臀部直接一致。腳底的前三分之一放在馬鐙鐵上，腳跟向下，上身應保持筆直，但不要僵硬，頭部向前看。簡單的說站在馬側邊看騎手的耳朵、肩膀、骨盆、及腳後跟應該畫成一條直線。上臂由身體支撐，肘部彎曲，允許前臂成為韁繩的延伸。騎手必須經歷坐姿的微小變換，以獲得獨立位置，才能夠平衡和協調馬匹的運動，並且產生重新平衡馬姿勢的槓桿，馬姿勢開始縱向伸展和口銜環嚙合。

我們如何自然地坐在馬背上，很大程度上取決於我們自己的自然生理，但大多數騎手將趨向於一兩個在後腿的推進階段，當馬匹的運動增強時，騎手的骨盆是向後傾。這個位置，騎座坐骨向左指向，阻擋馬匹任何向前的衝動，在馬和騎手的背部產生震盪力。所謂「直立坐姿」通常被稱為正確的坐姿，然而它是被動的，其不僅缺少完全與馬背的粘合連接，而且沒有馬匹運動姿勢的影響，因此也沒有重新平衡能力。直立坐姿仍然跟隨馬匹骨盆與每個馬後腿的推力有所脫離，從而不提供阻力，並且當馬匹背部自然抬起時不能支撐步幅的攜帶階段。這個坐姿只適合控制馬與韁繩的「重新平衡」或積極阻止馬前進的運動能量。為了扭轉這種情況，騎手必須進行澈底的改變他們的骨盆的取向，使得坐姿進入收攏的位置。腹肌將恥骨（骨盆前面）抬起成懸浮，並且坐姿同時指向與馬匹運動的方向。騎手的腰背是伸展和柔軟的，能適時吸收返回的震盪。

在這個過渡階段，騎手處於一個挑戰性的平衡，因為核心肌肉還沒有足夠強到足以完全支持抬起的骨盆，通常髖關節也不夠柔軟，以至於騎手的雙腿晃來晃去。在沒有完全支撐核心肌肉的情況下，騎手必須將上身很好地帶回，以幫助坐姿保持在折疊取向，並且保持重量落入騎座背沿。在這個階段，坐姿必須優先於腿部位置，以使肌肉以正確的方式加強，直到臀部變得更柔軟。核心肌肉被加強，騎手上半身能夠開始更直立，騎手開始帶回大腿伸展的位置，而小腿必須學會幫助馬兒前進的方向。

兩邊的坐骨放在鞍座中，而尾骨沒有接觸。坐姿由三個點組成——兩個坐骨和恥骨。這三個點一起形成一個三角形為坐姿位置的基礎。騎手能夠完全直立，而在騎坐下沒有任何褶襉的損失。這個位置對馬匹的運動能量產生強大的

姿勢槓桿作用，並且用於收緊的動作（騎手上身返回，根據坐姿運動產生更多的水平行進）。腿完美地垂直定位，有一個強大的後大腿肌肉及小腿肌肉被拉伸，有助於腳跟的錨定、敏感、微妙等等的幫助。

騎手的背部應該盡可能高度伸展，當你在馬背上嘗試這個動作時，在你的努力中，你可能會感覺到背部的小部分向前推。嘗試逐漸從腰部向上拉高，讓小部分的背部出來，並滿足馬背的背部，同時仍然保持在原有坐姿的重量。我們需要一個挺胸的上身和良好的腹部與腰部肌肉的原因是為了幫助我們保持深厚和有影響力的坐姿。

一個常見的錯誤是如果你的肚子下場，你的坐姿將缺乏穩定性，你會用力握住你的手和腿來挾緊馬肚，再者，你的背部也必須保持直立，以防止依靠韁繩的手上力量，使馬匹不適而把你拉出馬鞍。這就是為什麼有良好的坐姿和上身挺直的騎手不需要依靠他的手和腿單獨控制馬。要注意的是如果你的臀部僵硬，你的馬兒體會感覺不到你很平順的騎乘，將錯誤地增強馬匹背部的不適。騎手身體內任何地方的細微僵硬都會被馬兒感覺到，並且不可避免地妨礙進步。

肩膀放鬆，胸部擴大。盡量不要緊拉肩胛骨來挺直胸部。保持肩胛骨盡可能放寬，然後展開你的胸部。你會感覺更高，但上半身軀幹仍然保持柔軟，同時提升了你的橫膈膜，這樣使你的呼吸更深，更正確。這將幫助你獲得提升隔膜和真正的直線性，而無需有上身緊繃的感覺。開展的胸部使得你能有效地用在馬術技巧上。頸部在領口的後面支撐頭部，假想頭頂的正中央有一根細繩被人輕輕地拉起，頭部保持正、高和置於肩膀中央，頭是身體保持平衡的最重部位。

當騎手花時間建立一個具有正確坐姿和基本訓練技能的良好基礎時，我將給你一些我認為的：騎馬是一件心細的事情，無論你有多麼熟練，你在馬鞍上的坐姿總是可以改進。現將馬場馬術的基礎知識略述於後：我們都知道騎馬是一個相當複雜的運動。它涉及很多同時的思考、視覺、感覺和行動。每個騎手的基本要求是保持一個正確的位置，一個獨立的座位，平衡和良好的感覺。你的運動表現取決於你的自然能力、姿勢、協調、技能，最重要的是你對自己和馬兒的心態。

坐姿Seat Position

擁有一個正確的坐姿，意味著你能夠跟隨你的馬兒一起運動，相對的你會考慮你的胳膊和雙腿，當你給馬匹肚子的兩側加強腿部的力量（或稱輔助aid）

時，你的手會發生什麼不同的動作？你的雙手隨著你的腿的運動而移動，還是你能夠保持他們靜止和在正確的位置上並且像移動前一樣放鬆嗎？因此平衡就顯得非常重要。平衡是基於你的重心，你背部核心肌群，相對於你的支撐表面，也就是你的騎坐，膝蓋和腳。騎馬時，畫一條想像的垂直線，這個垂直線經過三個重要的點，你的肩膀——骨盆——腳後跟。記住，騎手移動的瞬間，馬需要找牠的平衡。你可以做個實驗；把你的朋友背在你的背上走路，如果你的朋友身子往左邊傾斜而要走直線時，比背正了朋友走路，顯然更困難。為了增進你騎馬的技術，你需要知道和了解自己的身體，所以也可以這麼說；騎手的感覺代表了兩側加強腿部的力量，位置和不同身體部位運動，在同一時間表現出準確的協調。

騎馬保持平衡有幾個提示問一問自己：1、最近一次體重分布的評估是什麼時候？2、不平衡的騎手會阻礙馬的運動嗎？3、你對自己兩邊的坐骨，用在馬鞍上的壓力是相同的嗎？4、你坐在鞍座中間是否平衡？5、你覺得哪邊的坐骨更清晰？6、你會向哪邊轉移？7、你對雙腳的兩個腳蹬都施於相同的壓力嗎？

擺動小腿常常引起相互矛盾的輔助。你需要清楚地做出輔助動作與馬匹溝通，雙腳的壓力是你要求馬向前，而單一隻腳則是要求馬橫向前。如果你的不穩定不是因為自己雙腿的原因，那麼可以考慮：1、檢查馬鞍和坐骨的位置；想像你的馬鞍和坐骨是一個插座與插頭的關係。確保插頭穩固的契合於插座，而不是前後搖晃。2、你用膝蓋擠壓還是膝蓋打開？請記住，你的膝蓋是一個減震器，應該輕輕地沿著馬鞍的側面。3、把你的重量落入你的腳跟。

律動Rhythm

馬場馬術又稱盛裝舞步，馬場馬術的訓練是一個漸進的過程，需要6個互連的主要元素。這些元素中的第一個是節奏。節奏是指馬步態的規律性。當馬移動時，馬蹄是自然地以特定的模式落下。首先，讓我們澄清一點，節奏不是馬的蹄接觸地面的速度。那是速度（tempo）。節奏是馬蹄落下的規則所定義的節拍模式。節奏被定義為「特定步態的腳步和階段的特徵序列」。為了馴馬的目的，唯一正確的節奏是純粹的走步（walk），純粹的快步（trot）和純粹的慢跑（canter）。馬步態的每一個腳步都應該清楚和規律。

馬步態的節奏概述如下：馬匹的自然平衡通過清晰，規則的腳步來保持一

致的節奏和速度。這種自然平衡在隨後的訓練中非常重要。維持馬匹的自然節奏是訓練馬匹的核心工作。你可以通過觀察馬使用調馬索在調教線上的自由移動，馬腳步的側面規律來了解馬的節奏。為了避免自然節奏的缺失，騎手必須確保使用適當的輔助和正確的訓練方法。導致節奏缺失的最大因素是無效地使用韁繩。

四拍的走步（walk）：馬行走的四個節拍1、2、3、4／1、2、3、4／包括4和1之間的「安靜空間」。想像，如你在與你的舞伴隨著四拍的舞步的跳舞。舞曲沒有停止時你在舞台上的舞步是重複和持續的。

現在，如果你突然把馬推向更快的走步，那些腳步可能會變成1,2,3,4，1,2,3,4，1,2,3,4，1,2，3,4，……。注意節奏的元素與上面相同，但它們發生得更快些。節奏沒有改變，但速度有。速度是設定週期中節奏的頻率。相同的節奏可以更快或更慢，但只是在相同的時間或空間中重複更頻繁。然而，如果你的馬突然改變成快步的1、2／1、2／1、2／它的節奏會改變。所以節奏是腳步的實際模式；速度是在一定時間或空間中發生的。騎馬和跳舞之間有許多平行線。訓練馬匹來實踐不同的節奏，包含了相當多的紀律和在正確的時間上提出正確的要求並給出正確的方向。

如上所說，騎馬和跳舞之間有許多平行線。盛裝舞步通常與編舞的舞蹈部分相比，自由式盛裝舞步會與實際的音樂搭配。通常使用節奏來描述馬匹的運動，「你的身體是節拍器」，用自己的身體為馬保持時間，以保持一個穩定的步伐，就像節拍器為音樂家留出一個時間一樣。音樂和舞蹈是一種語言，它向每一個人和每一件事說話。

馬慢跑（慢動作時），你會看到右前蹄擊中地面的下節拍。然後有一個空間，所有四條腿都離地。然後左後蹄擊中地面緊接著右後和左前蹄在一起。然後有一個空間，馬蹄向前延伸，並延伸右前腿，蹄接觸地面。

當你騎乘慢跑，隨著每個步幅，你的重量下降到鞍下的節拍，當領先的前肢擊中地面。然後你從馬鞍上被推高，因為馬把重量移回到它的後端。你在起動你的臀部移動回到平衡運動上的一拍作為左後和右後／左前擊打地面。當你的馬向前擺動牠的重量時，你只能跟隨你的身體的節奏沿著波浪向前移動你的臀部並沉入鞍座。走步和快步也是如此，走步是四拍的步態，快步是兩拍的步態。走步的四拍：你的臀部移動有如8字的形狀，你左臀下來進入馬鞍，馬匹

的左後蹄（第一拍）擊中地面。然後你的左臀向前和向上擺動，馬匹的左前蹄（第二拍）擊中地面。同時，你的右臀已經擺動回來，隨著馬匹的右後蹄（第三拍）擊中地面，然後你的右臀部向前和向上擺動，馬匹的右前蹄（第四拍）擊中地面。繼續，你的身體在下降的節拍和向上的節拍上向下移動。這是走步的四拍，但只有兩個一拍，左右兩側各一個。

快步（trot）有點不同。你可以改變節奏的模式，取決於你是打浪還是壓浪。當你壓浪時，每對角線對右後／左前和左後／右前是一個後一拍。你的身體的重量下沉到每個節拍的鞍座。每一步都會拍兩次。然而，當你打浪時，你兩側對腳撞擊地面，站起時是在另一個對邊的地面。這改變了速度，使得每一步有一個後拍和一個前拍。你每一步都會拍一次。想一想，每個馬匹的步態都會受節奏、速度和韻律的影響。如果你了解步幅的節奏，你就能夠感覺到一個腳步的偏離。如果你的馬有一條腿有問題，則節奏的時間會改變。這將對馬兒的健康和每一步的純度，都能給你清晰的感覺。你也可以開始使用你的身體作為節拍器來影響每個步態的速度或速率。當你改變自己身體運動的速度時，你可以影響馬匹的移動速度，而不必用韁繩或腳驅使馬匹向前。你的馬匹可以學會回應你移動你身體的速度。一旦你建立了良好的節奏和速度，你可以增加驅動的步幅。這就是我們說的韻律（cadence）它是大步後的力量或每一步的彈力。我認為韻律如引擎，你想要的是每分鐘的轉速，而不是更多的速度。你的腿緊貼馬肚，鼓勵馬在大步的正確時刻，推開地面。那一刻恰好是每個步態的後一下拍。在走步（walk）時，使用交替的腿（右，左，右，左）點擊馬，使牠用後腿推開。在快步（trot），你的腿緊貼，腿上的後一拍，以鼓勵馬從地面上的對角線彈出。在慢跑（canter），大步的推力來自馬在前腿上的晃動，並將牠的身體推到後端。步態中的每一步都是節奏的序列。當連續的步幅放在一起，如把一首歌的節拍放在一起。因此馬匹的步伐可以依音樂的旋律創造出舞步。

放鬆Relaxation

可能是訓練馬匹最重要的部分之一。這對即將來到的馬術治療會有顯著的貢獻，因為放鬆有助於馬對於前面的工作在精神和身體上做好節奏和規律性準備。放鬆的馬能夠執行牠的工作，沒有緊張的阻礙，牠會運動自如。一匹放鬆的馬願意接受騎手柔軟的坐在牠的背部給與輔助和動作的指令。反過來，他能

夠在整個身體上橫向和縱向彎曲。他通過自願地延長和縮短他的步伐展示他的彈性。訓練放鬆部分，馬開始發展他的「推」（push）或更貼切地說是驅使、衝動（impulsion）。

放鬆的第一個主要成分是彈性。彈性用於測量馬對騎手輔助裝置的反應性。馬應該能夠隨時調整他的步態，同時保持他的節奏。這就是說，他應該能夠延長和縮短他的步幅，而不失去他的節奏。隨著馬發展他的耐力和肌肉力量，他將更好地發揮彈性。柔韌扮演的角色與放鬆有著同樣重要的作用。在身體任何部位僵硬的馬不能有效地利用他的身體，從而導致不規則的步態，那麼在他的工作中存在著普遍的不願意和不滿。

有兩種類型的柔韌：縱向和橫向，縱向柔韌性反映在馬匹的可調性。他能夠延長和縮短他的步幅，同時保持他的節奏。如果保持適當地進行向前運動和節奏，頻繁的延長或縮短步幅有助於產生縱向柔軟。縱向柔韌性通過馬匹的腰部，背部，頸部，腦袋和下巴的鬆弛來證明。一匹確切放鬆的馬展示了一個迴盪（swinging back）。

側向柔韌性是指馬能夠彎曲他的身體和頸部，反映了馬匹的平衡能力。這在執行圈乘時尤其如此。具有側向柔韌的馬匹可以適合於圈乘各種弧形的程度，舒適地圍繞騎手的腿彎曲。側面柔軟的馬匹能夠移動他的臀部，後膝關節，肩膀，背部和頸部。這通常通過執行像腿和肩部的運動來實現。橫步／直體斜行（leg yield）和肩向內（shoulder in），最終，放鬆不是一夜之間能實現的。這是一個持續的訓練過程，以發展馬匹的身體和精神狀態。在學習放鬆的過程中，馬會變得更柔軟和更具彈性。這個階段大部分的訓練是在快步中進行的。這提高了可調性和發展肌肉力量，耐力和靈活性。隨著時間和重複的訓練，馬兒將成為一個自信，聽話和願意的合作夥伴。

接觸contact

馬、騎手，相互的尋求聯繫。試著加強接觸，經過揚起的頭部引導馬突破第三或第四個椎骨的壓制，替代後頸部而後成為最高點。馬接受了接觸，可能會試圖遵守，把他的頭放在騎手認為是「馬勒」的部位。開始騎乘時，保持你的肘部輕輕地「附著」在你的身體兩側，慢慢開始拾起和縮短韁繩，確保馬匹在接受控制之下，你才要求馬匹行走。在這個聯繫建立階段，你必須意識到口

銜、韁繩、手，確實「有聯繫」的感覺。聯繫的古典描述應該是：穩定、輕和平衡。

穩定（Steady）是相對於馬而言。馬匹頭上下擺動是以馬匹的脖子作為一個槓桿，沿著馬體前部支撐著自己。這種過度的運動停止了，當馬從背後推進及運動到一個彈性接觸時，可以在馬匹的頸部肌肉中看到「波紋」。

輕（Light）的意思是柔軟，手的感覺，手指在馬匹頸背上方輕輕地持著韁繩。當馬知道可以信任騎手時，馬會積極尋求與騎士的手連接。騎手允許胳膊的關節（手腕／肘／肩膀）與馬匹的運動同時「呼吸」時，韁繩會接受「彈性」的素質。直到一個騎手真正理解持韁繩的手向前給予手的態度。馬會保護自己保持在下顎的張力，頸背或頸部，以避免騎手無意中過多的壓力戳傷馬匹的嘴。替代重量將傳遞到後肢上，馬匹彎曲了後腿的關節，向下落地時，馬匹將依靠騎手的手來支撐和制動。輕的支撐，使馬匹頸部的振盪也就不會明顯。

平衡（Even）表示騎手的每隻手其感覺應該是相同的，馬走直線時兩個後腿同時推動的結果。

在早期的工作階段，或在任何時候，不要去在意你馬頭的方向是朝什麼地方。在這個階段，馬匹的嘴與胸部成水平表示是正常的，這允許馬匹放鬆和縱向伸展他的脖子和背部肌肉。手中的接觸不應該超過來自馬後腿的能量：馬後腿的能量轉入手中。這樣的平衡是感到鮮活的，不會沈悶和無效，手與馬匹後腿的能量具有相同的質量。這是很多努力的結果；我們的目標，我們每努力一次，就更接近我們的目標。

直straight

直是什麼意思？通常我們希望馬匹的後退前進時他的蹄可以吻合馬前腳所留在土地上的蹄跡這被定義為「跟蹤真實」。馬在同一側的前腿的軌道中跟隨的後腿，每條後腿都有相等的重量，落在前腿軌道中的蹄跡上。年輕的馬匹在這個階段不會展示參與，只是讓每條腿承擔同等的責任。當馬是直的，透過輔助，可同樣響應在任何一邊韁繩的扶助。本質上騎士和馬是單方面的。以馬術意義上而言騎士和馬必須用心工作，而使得雙手靈巧。一匹自由移動的馬，沒有騎士駕馭，正在移動的「自然平衡」，並不一定在我們需要在盛裝舞步中的「功能直線」。

　　訓練量表有三個部分組成：一是：「直」，但它不是嚴格線性進展的列表。它們都是相互關聯的。直線性應該從早期階段開始進行，歪斜是不平衡的。二是：不平衡的馬變得緊張並顯示出膽怯而不能自信的前行，更不容易實現放鬆。三是：缺乏平衡，放鬆和平直的馬，不能達到給騎手一個輕、平衡、彈性及有生氣的韁繩接觸。對騎士而言也有「直」的要求，一個坐姿不正的騎士不能矯正一匹不正的馬，改變為直！騎士必須變得非常清楚自己的身體和它在空間本體感受的位置，並進行必要的調整和訓練。

　　無論馬正在做什麼，都是騎士的責任。當騎士認為坐姿已平衡，幾乎坐骨總是稍微向前傾斜，臀部和肩膀便會向前。即使騎士已經熟悉了「直」的要求但稍不注意，歪曲會再次悄悄地出現。直線的重要性：馬和騎士都不能被高估。如果馬的肩膀或臀部可以偏離他們的線只有四分之一英寸，馬立即會失去驅動，柔軟，輕盈和縱向屈曲。但是當馬再次挺直，步態的純度也將恢復。

　　預防一次或／和所有調整的事情是「肌肉記憶」。在心智和肌肉之間有一個關鍵的作用：肌肉記住特定的運動，特別是當長時間進行。這些運動植入肌肉和頭腦，很難改變它們。你有你習慣的坐姿，坐在電腦或鞍座的椅子上。它是你獨有的。當你試圖改變這個位置；好的，只有很短的時間，它會導致你的不適，因 為你的肌肉想要回到他們熟悉的位置。反之，這也可以從馬匹的角度來說。筆直的騎術是每一個騎士想要做到的完美理想的動作。它是一個連續體，開始於我們第一次在馬背上。我們關注的是平凡的直線；後腿跟在與前腿相同的軌道中，馬變得縱向柔軟，從後蹄到嘴之間的彈性變成均勻和有意義的韁繩接觸。

驅動impulsion

　　驅動是後腿推離地面的能量，後腿的前進推動馬身體向前和向上。驅動來自於後腿被推離地面的點，並且通過後腿的機械結構傳遞到腰部，然後通過背部傳遞到整個前端。單獨的驅動可以分為前向能量（水平推動）和向上（垂直提升）能量。後腿的起始運動實際上是向下的，幾乎與我們的人類相同，因為我們需要降低關節的角度，以向上，或向前跳起。因此，馬的收集能量，將極大地影響與整個身體的衝擊／向前擺動以及向上移動相關的所謂驅動能量輸出。向上能量和前向能量輸出中的關係／相關性將確定／影響步態的強度和速

度以及向前運動的柔軟和流暢。

　　在馬匹中可以容易地觀察到驅動和收縮的能量。害怕的或緊張的馬匹可以將自己置於後面（在他的後腿上跳躍等）來展示他收集的能量，從而使得他準備好釋放所收縮的能量，驅動來逃避感知的危險。適當的驅動對騎乘馬匹的自由和安全是必要的。足夠的驅動保證了馬在任何步態和速度下運動的輕便性，因此在判斷馬匹的運動時是重要的，因為它將影響服務的長度，以及騎士和馬匹兩者的安全性。

收集Collection

　　在學習騎馬的基礎知識後，你可能會開始聽到有關稱為收集這個名詞。這是當你開始學習騎乘的感覺，開始學習控制你馬匹的速度和方向。收集允許騎士控制步態內的速度，並提供更多的過彎和轉向。超過跳躍，騎士有更多的控制馬匹的力量和敏捷性，並可以在需要時傳送能量。在盛裝舞步，需要收集以執行高等動作的馬術運動。收集，當騎馬時，馬能夠在後肢攜帶更多的重量比在前肢上攜帶更多的重量。他背部將升高，頭部彎曲，而且柔軟地攜帶自己。這使得來自後肢的驅動會更大。

　　前臂承重的馬將更容易受到前腿的傷害。雖然沒有收集馬本身的背部落下，步態也將疲憊不堪，在此情況下，馬匹可能覺得它的步態是非常不連接，而慢跑的節拍也會錯亂。馬需要先有驅動，才能表現收集。然後，騎士必須使用手，坐姿和腿來捕獲驅動的能量。收集不是伸展（extension）的相反。伸展的快步就像你在盛裝舞步中看到的，那裡的馬漂浮著長長的步幅。即使馬有力地向前移動，仍然保持收集。當騎士要作收集的動作時，只需要在馬匹嘴上輕輕地接觸。馬會被鼓勵使用其後肢的力量來驅動其步態。任何騎乘的馬都將從收集中受益。所需的收集程度取決於對馬匹的訓練。收集是一種平衡能量的狀態。馬匹收集動作的表現是具有下垂的臀部，契合的後肢，彎曲的腹部，弓形脊柱和抬高的頸部，以及柔韌的頭部。當馬以收集的步態行進時，相同的步態速度，將具有更短，更高的步幅。在收集期間，馬匹後肢從驅動力轉換成更多的支撐力。如果1275磅的馬攜帶175磅的騎士，他分配1450磅的總重量不同的身體各部位。這種具有水平頂線和平均平衡且幾乎沒有來自騎手的影響的重量，在馬站立時，馬匹前腿上承受至少405磅的重量，後腿承受320磅的重量。

由於馬在更加收集的框架中執行，後腿需要承受越來越大的負載比例，直到完成非常平衡且受控的後腿，其後腿將承受725磅的重量。

備馬

在一次性的體驗騎馬課程中，我們不會給騎士過多的工作，最多要他／她載上安全帽，繫上綁腿，其他為馬匹清潔如刷毛、洗澡、清蹄，還有清掃馬廄，牽馬到馬樁，備馬如上馬勒（馬籠頭）、上馬鞍，為馬打綁腿等等，這些基本的活兒都免了。但是如果你／妳想要成為優秀的馬術治療師，以上所談到的工作都要親力親為。除了培養自己的專業，還可以與你的馬匹建立感情，也可以從馬匹的身上學得生存重要的點滴，他的眼睛會謙虛地告訴你，你對我好，我會加倍的還給你，這不是他與你的交易，而是：當你真誠的對待他，他會教你溝通的涵意、當你溜馬的時候，他會提醒你在剛柔的翻轉中建立信念的橋樑、當你撒穀餵食，他讓你知道尊重的施與受可以推開友誼的蹄跡線。

在你馬兒的身上發展一種正確的心態，就像你在冥想中的感覺。專注於現在的時間，通過你身體的呼吸或你身體的感覺放進你與馬匹平靜的元素。為了鼓勵自己是個領導者，在作一切特別的關心和注意時，你必須首先要有自己的定見，不管這個定見是明確的、故意的，冷靜的方式，其次，必須用對你對馬兒的反應覺查他是欣然的、同情的、逆來順受的反應，來支持你的定見。猶豫和缺乏自信是對彼此的不尊重。你擔任領導的角色，而這角色不是石頭，你做出的每一個身體語言都會被你的馬兒評估，並決定你是否是一個合適的領導者，你願意承擔這個角色，你的身體語言將與此一致。領導並不意味著獨裁，真正的領導建立在對馬匹真正的愛。上馬勒是像徵著我們對馬匹生活的控制。我們在他們的嘴裡放了一根金屬棒，我們希望用這種力量使馬匹相信我們，也讓馬匹明白這樣的意義。許多人愛他們的馬，但不願意承擔領導的責任，這種情感上的愛可被視為是不公平的。如果我們願意把馬從環境中帶走，馬匹就能夠獨立於人類，互相依靠，那麼我們必須確保我是領導者。沒有領導者的馬不能完全放鬆。

上馬勒

為馬套上龍頭，從馬廄把馬牽到吊馬樁，用按扣或快速釋放結繩法安全地綁在一吊馬樁，回頭看一下，馬在吊馬樁的活動空間的繩索是否夠長，避免馬頭被約束。然後為馬匹清潔。站在馬脖子旁邊，解開龍頭由鼻樑向下滑過馬的鼻子，並將冠凸放在馬的耳朵上。將馬勒提正，韁繩放在馬脖子上。你現在有兩個韁繩和龍頭在馬脖子上圍繞其主要用意是防且馬匹跑走。你還是站在馬脖子左邊，你的右手穿過馬脖子的下方延伸到右邊按住馬的鼻子上。用你的左手手指，將牙齒移動到他的嘴唇，並將你的拇指插入前牙和後牙之間的空間，扭動你的拇指可能會鼓勵他更大地張開嘴巴，把口銜滑動到馬匹的嘴中，用左手抬起韁繩，這樣馬就不會將口銜從馬嘴裡吐出。用你的左手抓住項革，用你的右手輕輕地彎曲馬的右耳向前滑動到項革的皮帶下，把你的韁繩的項革再次轉移到你的右手，你的左手輕輕滑過項革的皮帶下的左耳。儘量不要把韁繩的項革拉得太高，從而拉扯到馬匹的嘴。小心不要彎曲馬耳朵這樣會造成馬不舒服。

大多數傳統皮帶上有帶扣。所以你的馬可以正確地彎曲他的脖子不要把喉嚨閂鎖太緊；留下約4英寸鬆弛。你應該能夠滑動你的手，在咽革和馬下巴之間的寬度。如果你初次上馬勒會有一些尷尬和不順手，但不要氣餒。記住，熟能生巧，實踐使一切都會更容易。而馬匹通常是寬容的！

或許因為某些不同的原因在上馬勒時變得困難，我們要討論的不是有風有雨或天氣悶熱的日子，或是口銜是否適合的問題。而是在此種情況下，馬匹在上馬勒時表現出他們的恐懼和／或對疼痛聯想。因為馬匹在之前受到了創傷或是給人類傷害到。唯一幫助他們的方法是積極的協助他們形成新的關聯。平靜，耐心和深情是至關重要的。當然馬匹生理也是需要考慮的：找一個你信任的馬牙醫，看口銜適不適合，考慮，試用橡膠刀頭，使其不會咬住馬的牙齒進出口，不要試圖在一天之內做到這一切。有效的重新關聯圖案，讓馬記住一個好的經驗，積極的加強記憶。給馬所有的時間，你將在未來有重新的收穫。

上馬鞍

牽馬到吊馬樁，用按扣或快速釋放結繩法安全地綁在兩邊的吊馬樁上，回頭看一下，馬在吊馬樁的活動空間的繩索是否夠長，避免馬頭被約束。然後為

馬匹清潔。如果要把馬匹繫在柵欄或欄杆上要選擇一個安全的地方，柵欄或欄杆需是一個堅實的物體，馬與馬之間要有安全距離，避免他們打鬥。綁在樁上的快速釋放結繩應與馬匹雙眼平行或高一點。不要將馬綁在地上或地面附近的物體上。防止馬踩到繩子或者糾纏到馬匹的腳，馬如有受到驚嚇可能遭受嚴重的傷害。馬和被綁定的物體之間留出約2到3英尺（0.6到0.9米）的繩索。這是足夠的繩子，讓馬舒適地移動他的頭。繩子不要太長3英尺的繩索是足夠的距離。

不論你是牽馬去馬場騎乘或是騎過後要將馬送回馬廄，前與後的馬匹清潔是必需要做的。1、有正確地清潔，馬會更有精神。為了你和馬匹的安全，你不應該跳過這一步。檢查可能導致鞍座區域不適的任何傷口。不要將鞍座放在傷口上。如果發現馬背放馬鞍的地方有腫塊、瘤、瘡和發熱，可能是馬不健康了，不適合騎乘。2、先把鞍墊或毯子放在馬背上保護馬匹背部，並保持鞍座到位。將墊子稍微放在鬐甲上，然後將其滑回到鬃毛後面的位置。讓馬背上的頭髮平放在墊和鞍座下。橡皮布或布墊均勻地放在兩側。馬鞍有西式和英式二種，這裡我們以英式的作為說明。

站在馬匹左邊，左手拿鞍頭，右手執鞍尾，輕而平的放在布墊上，馬鐙先收在兩邊鞍翼的下方，操作時可以保持馬鐙不受阻礙，這樣他們就不會在把馬鞍放在馬背上的時候打到馬。鞍頭的弓應該直接放在馬的鬐甲最高點。馬鞍將坐在馬的肩胛骨後面。選好肚帶的長度，扣在馬鞍左邊，然後再到馬右邊扣好右邊的肚帶。鞍座不要放得太向前，以免肩部運動受到困難。用手試一試馬鞍，肚帶的鬆緊可以用手試一試，把手放進肚帶手感覺到壓力，應該就可以了。

有幾個方法看－看你的馬鞍有沒有放在適合的位置：1、不要使用鞍墊，看一看鞍座如何直接在你的馬上。將馬鞍稍微向前放在馬的鬐甲上，然後向後滑動，使其自然的停在靜止的地方，重複這個過程幾次，直到你確定馬鞍反覆停止的位置，這就是馬鞍放置的地方。這個點應該是馬鞍位於馬匹的肩胛骨後面。2、檢查馬鞍是否水平。馬鞍的最深部分應與地面平行，不應向後或向前傾斜。水平馬鞍使體重正確分布在馬背上，它有助於找到正確的騎乘位置。注意：所有馬都不是完全對稱的。3、轉動馬鞍，會看到在鞍座長度的面板之間的空間。這個區域被稱為通道或齒槽，它允許馬匹的脊柱在的空間工作。因馬生物力學的研究使得鞍座被設計為具有更寬的齒槽。如果馬鞍的通道對於特定的馬來說太窄，在脊柱上產生壓力來影響馬匹運動的自由度。4、馬鞍座應該

保持相當穩定，不會側移或前後擺動。5、馬背的承重的表面是由肋骨支撐的區域。這個區域被稱為胸部。從肩膀點到馬背部中間。第18個椎骨代表胸部或負重區域的末端，並且與最後一個肋骨相關聯。馬背的腰部沒有肋骨，因此沒有支撐結構，不應該承受重量。這個區域是馬背部約中間的點，到馬臀部的點。理想的情況下，馬鞍不應超過這兩個點。

打綁腿

為馬兒打綁腿有幾個基本原因：1、在騎乘時綁腿可以為肌腱和韌帶提供支持。2、預防或減少腫脹。3、保護腳踝。4、預防污染。

綁腿打得太鬆，太緊或不均勻都會失去了打綁腿的意義，因為它會隨著運動而脫落，或是四肢的綁腿在一個腳上施加過大的壓力，而在另一腳上加壓力不夠，從而血液流動不順暢，就像長時間坐飛機腳踝在飛行時膨脹。許多馬匹仍然使用法蘭絨或棉腿被來打綁腿，因為它們在馬匹的腿上提供填充和柔軟的支撐，是可重複使用的。最常見類型的馬繃帶是穩定的繃帶，或者稱為常規繃帶。它用於馬匹的小腿，這是馬匹的最常被包紮的部分。它從膝蓋下方延伸到肢關節（馬蹄後方的球節）的底部，保護肌腱，踝骨和肢關節。常規繃帶也用於在運輸時保護馬匹的腿，以免於受損傷，固定泥敷劑或敷料，保持傷口清潔，它們還用於在劇烈工作之後防止或減輕腿部的腫脹。

開始騎馬

騎馬可以是一個有趣的經驗。需要大量的訓練和經驗來學習騎馬。確保你知道如何安裝，馬正確的移動方向和給予確實恰當的指令。此外，你必須知道如何為馬匹做基礎工作（清潔）是很重要的事情，你必須在騎馬之前每次都做。基礎工作有助於平靜你的馬，讓你的馬知道你跟他是朋友，伙伴。剛開始騎馬可以先站在一個凳子上上馬，一則是比直接從地面上上馬容易，一則會減輕馬背上的壓力。

從左側上馬。左腳放在馬左邊的馬鐙上，左手扶住馬鞍前端，引體向上，另一條腿圍繞著馬匹的身體，用你的腿抱著馬肚，然後把你的右腳插入右邊的馬鐙。初學者需選擇一匹訓練有素的馬，在上馬時馬匹穩定，不會動來動去，大部分的馬場有自己的教學馬，平常就在訓練的馬應是穩健、安靜的合作伙

伴。學騎馬一定有教練在身邊，教練首先會提出第一條戒律：只要是上、下馬或騎乘時，手決對不可以放開韁繩。手沒有控制韁繩，給馬兒的指令就少了一半，很危險的。花一點時間，以確保坐在適當的位置，要挺胸保持平衡。想一想坐姿的要求：應該能夠畫一條直線通過你的耳朵，肩膀，髖部和腳跟。保持兩邊的肩膀平穩和直，以及大部分的重量放在臀部的坐骨上。

　　坐穩之後，讓雙腿進入正確的位置。剛開始騎馬雙腿要怎麼運作可能是要特別花些心思，怎麼用力？那個地方出力？都比較困難，所以得花時間練習。平常人們坐著的時候習慣雙腿向外打開，因為這可以感覺更自然，但在騎馬，雙腿是要沿馬肚略向內彎曲，整個腿長環抱馬肚，不緊也不鬆。雙腳放進馬鐙，腳掌前三分之一踩在馬鐙鐵把上，腳趾向上。保持腳踝穩定，腳後跟指向下壓。一個容易伸展的練習，是站在直徑6至8公分，長一公尺的圓形木上，將腳跟著地翹起前腳半站在圓柱上，以騎馬的坐姿練習腳後跟下壓。現在輪到持韁，英式持韁，手做一個握拳的動作，然後手握韁繩，韁繩通過掌心，拇指放在韁繩的上方，然後由小指外出，把小指放在韁繩外面。

　　開始騎馬，嘗試用自己的小腿肚輕輕地擠壓馬匹的肚子兩側，給他指令。這時應該明確的讓馬匹知道他要行進的方向。如果馬匹沒有回應，可能需要再進一步提示。可以輕輕地用腳跟踢馬肚。一般來說，指令清楚，訓練有素的馬匹會順服的依指令上課。在某些情況下，根據馬匹訓練的情境，口頭提示也有所幫助。騎士胳膊，跟隨馬頭的運動操作馬匹步伐如走，慢跑或馳騁時，馬匹的頭以他身體的節奏來回移動。讓騎士的手與馬匹的頭來回擺動。平順地跟隨馬匹的運動可獲得平穩的騎乘。如要馬匹停止前進，手與手肘輕輕後拉住韁繩，馬鞍上的坐骨向下施力，馬兒就接受道是停止的指令。

　　駕馭馬，如何引導馬，要學會的動作從簡到難，非常複雜，今天做到的動作，明天也許要從來，所以駕馭馬，貴乎勤學。英式騎乘手，韁繩，同時保持與馬嘴的更多接觸。要指示馬右轉，用右手輕輕拉回。要指示馬向左轉，用左手輕輕拉回。也應該用腿和身體來指示馬匹移動。希望移動的方向給出指令，馬可以感覺到你鞍座上坐骨的移動，輕輕地擠壓腿，以指示馬改變方向。例如，擠壓左腿，如果想讓馬向右轉，因為馬會想要離開左腿的壓力。

　　學習快步（trot）：走步（walk）練習建立了信心開始學習快步，輕輕地將雙腿壓入馬的兩邊，坐在鞍座深處（壓浪setting trot）與韁繩連接的手和手

肘及口銜穩住而放鬆。希望快步是彈跳步態（打浪raising trot）有韻律的站坐快步。這對騎士和馬匹都會感到舒適，起身時，外面的馬肩膀向前移動，輕輕地坐下來在馬鞍上，以避免大量反彈在馬背上。

學習慢跑（Canter）一個律動與速度的自我挑戰，在馬術治療的馬步伐上，並不使用馬慢跑的步態參與治療選用的方法，但馬術治療師同樣要接受慢跑的訓練。慢跑是一種更快的三拍速度，對所有馬來說都是自然的。當慢跑時，馬與騎士有一種內在的上下、前後及左右的連帶滾動，而坐骨與鞍座緊貼。慢跑之前，確定有能力做到壓浪與打浪快步的動作，因為這是兩個重要的關鍵點。找到正確的時機，馬到慢跑需要時間。當然需避免緊張。大多數初學者練習會發現，握住鞍座或頸帶，來幫助他們的平衡。慢跑與快步的坐姿是一樣的，坐姿（骨盆，大腿和髖關節）將需要跟隨慢跑運動。坐姿應該流暢運動並保持與鞍座接觸，形成一系列弧型。

慢跑中有三種感覺：首先，坐姿的下沉，與馬匹第一後腿在下降接觸地面的順序序列重合。然後，在鞍座中滑動或向前漂浮。上身保持直立，對應於馬匹將重量向前移動到下一肢腳的中間順序中。最後輕微和溫和地向上升起，而坐姿與鞍座分離。感覺然後重新開始。這種感覺來自暫停在馬鞍上的時刻，當馬從地面上推出，最後一隻腳在序列中，並準備重新開始的時候。騎士的坐姿離開馬鞍的任何時候，這是在慢跑時要立求穩定的主要工夫，騎士幾乎上升，被向上拋出鞍座，然後回落到鞍座，這潛在可能發生坐姿不穩，會導致馬和騎士的不平衡。手握韁繩，如果聯繫太強烈，馬可能會發現指令的衝突，因為你的腿和坐姿都在說「走」，但你的手在說「停」。相反也是，向前的駕駛輔助太強烈而接觸太少，控制就會減少，如此慢跑就不能表現出來。圈乘是慢跑很好的一種方式，逐步減慢馬進入較慢的步伐。圈乘直經可以做得越來越小，直到馬慢慢到想要的速度。這個練習也可以幫助改善馬兒從慢跑到快步使用他們的後腿，有助於發展平穩。馬術治療師有豐的經驗後，可以嘗試高端的騎術，馳騁，跳躍和盛裝舞步的技巧。然而，馬術治療師應該堅持學習到掌握了基礎知識與能力。

清潔馬匹常用的工具

橡膠梳子

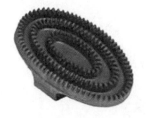 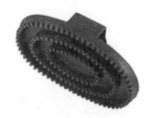

▲清潔馬匹身體的大肌肉、頸部、肩部和後部，可以
促使血液循環。從馬匹毛髮深處除垢如脫落的頭髮
和頭皮屑等，並將表面污垢清刷掉。

橡膠清潔手套

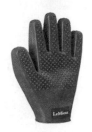

▲因為質地柔軟，用於臉和
腿。在沐浴時，洗刷去深
層的污垢。

按摩梳子

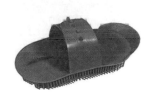

▲按摩梳子有各種風格。選
擇堅固的橡膠塊或柔軟的
「手指」梳子，以幫助清
除鬆散的頭髮，同時按摩
肌肉。

金屬梳子

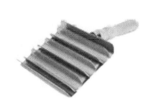 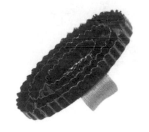

▲老式金屬梳子相當鋒利，通常不應用於馬的身體。
偶爾，它們可用於去除結塊的泥漿或打結的頭髮，
注意不要太強烈地壓入皮膚。這些最好用於清潔其
他刷子，並刪除積累在鞍墊上的馬頭髮或泥塊。

中型毛刷

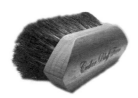

▲有時被稱為上乘的好刷子，這種基本的刷子是有利去除污垢和灰塵。合成鬃毛耐用且易於消毒，而天然纖維鬃毛非常有效。中等刷子適合大多數梳理需求。選擇更硬的毛刷來處理如乾泥和汗水或厚厚的冬季大衣。使用更堅固的刷子小心，避免敏感或骨質區域，如腿和臉。

軟刷

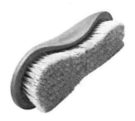

▲軟鬃毛足夠溫和，可以使用在腿和臉上，以及身體的其餘部分。適合體型敏感，或廋的馬匹作為整理梳刷。

短毛刷

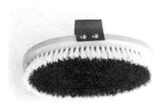

▲短毛刷除去馬匹身體上細小的灰塵和皮屑，認真清潔可帶來了馬身體的光澤。

面刷

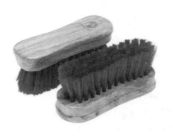

▲一個小的，柔軟的臉刷子適合在手掌上，輕輕刷拭馬匹臉部的輪廓，或前胸部位。

海綿

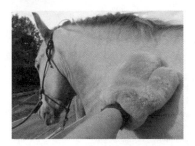

▲用於清潔馬匹眼睛、鼻子、口和尾根部。

蹄鉤

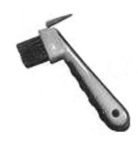

▲清潔馬蹄去除泥塊、碎石子等。

修飾石頭

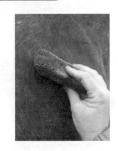

▲這種粗糙多孔的石頭有助於在脫落季節清除鬆散的頭髮，也可以用來去除馬腿上的粘性蠅蛆幼蟲。

梳子

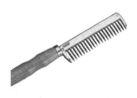

▲堅固、寬闊的梳子整理馬匹的頭髮。

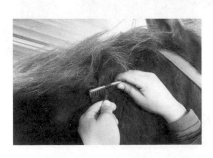

▲自然地對著脖子梳理，減少和縮短馬匹鬃毛，統一長度。通過每次去除最長的毛髮，創造一個整潔的鬃毛。

尾巴刷

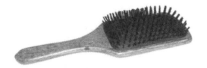

▲帶有塑料鬃毛的髮刷，用在鬃毛和尾
巴上，比較柔和不傷皮膚。

蹄油

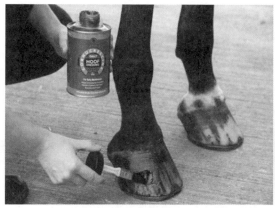 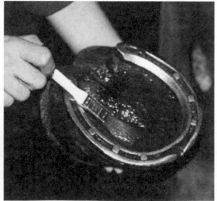

▲清潔後的四個蹄甲，上油為了保護馬蹄。

第五章

馬術治療團隊角色之分析

心懷喜悅便是傳道的語言

～德肋撒修女 Mother Teresa

這是一個頗為神奇的團隊，他的「產品」（hippotherapy）是透過跟他一樣的「人」（client）而上架，他生產線成員之一的主角、更是產品主要的品管員，你一定想不到這位品管員居然是四肢腳的馬兒。而這一個行當，實際問世也不過六、七十年，所以是門大有可為的「生意」。我們說的生意是用另一種非市場價值淨利的計算方法，則團隊成員每年收入可是口袋（心靈）滿滿。

Naresh Jain（2009）說：團隊成員需要學習如何互相幫助，幫助其他團隊成員實現他們的真正潛力，並創建一個允許每個人超越他或她的限制環境。

Jim Billington的有效率團隊的三個要素中指出，一個有效率的團隊之所以優越的原因有三個至為重要的內涵：

1、奉獻：參與者「獻身於特定的目標，然後約束彼此，並對他們的成果負起責任」。當成員使用「我們」（例如，「我們仍然需要馬場主人蕭董的馬匹與場地的支持」）的字眼，並且以具體的用語稱呼彼此（例如，「若是我們在治療時，口袋裡放了一兩個小禮物」）時，您就知道您的團隊真的是在奉獻。

2、勝任稱職：核心能力，深深地決定了一個團隊的效率。建構團隊時放入這三項特質；技術的能力、解決問題的能力、以及人際間融洽相處的能力。

3、共同目標：源於團隊之所以存在的共同願景。團隊中所追求的方式來幫助團隊建立目標，成功的團隊以時間和人力在探索、塑造及認同一項治療有效的計畫是共同屬於他們初衷時的目的。

把視線拉回來，我們逐一介紹馬術治療團隊的重要成員：

醫生

馬術治療前我們治療師需要醫生做出的明確診斷與處方（目前礙於健保給付，醫生們並沒有對馬術治療開立處方），醫生完全知道病人的狀況，並且他可以準確地評估馬匹提供的治療可能性。當然，如果醫生有騎馬的經驗，醫生會更傾向於開處方。馬術治療前的理論描述，及評估，從而制定其治療目標。醫生監督治療的過程和成功，並且確定處方的持續時間。如同所有其他物理治療處理的情況一樣，醫生不必在馬場親力親為，但應該瞭解個案的治療效果，所以醫生與馬術治療師的密切合作是至關重要的。

物理治療師

為了馬術治療的應用與操作，物理治療師必須具有通過加強課程而獲得的資格證書。這意味著物理治療師能適當地處理馬匹，學會騎馬，知道安全措施，並具有這方面的實踐經驗。物理治療師的基本知識、馬術訓練、評估和分析運動的能力越高，則馬術治療將越為精確。進而，馬術治療變得越來越專業，物理治療師的感知，手做和言語影響越來越巧妙。加上Klein-Vogelbach和Bobath功能運動理論的治療方法，是特別有幫助。雖然馬術治療需要醫生的處方，其實施的可行性最後是物理治療師的決定，因此物理治療師的責任不僅取決於個案的評估，還取決於可用的馬匹，及其他團隊成員。馬術治療師的背景應是物理治療師、職能治療師、語言治療師、心理治療師，對於個案的治療具備專業的知識與技能。在加入一個團隊前，馬術治療師要了解馬術知識與技巧，也要不斷要求進步，可以在殘障馬術的隊伍中看到馬術治療師在工作，而且了解一些身心障礙者馬術協會這個組織的宗旨與功能。當團隊需要時，給予幫助，給導師、領馬員、陪騎者一些復健醫學知識的講解。評估個案的能力、設定實際的短程和中長程目標以期在治療中達到好的效果。密切與個案的治療

師、醫生相互聯繫，以便了解個案。整個治療過程應有治療記錄，做為改善及研究的基本資料。有耐心，鼓勵你的個案儘量做到自己能獨立完成的動作。馬術治療師應具備和馬有關的知識，這是一個優點。再者，也頗為重要的是，要有解釋命令的能力。

領馬員

　　領馬員是執行馬術治療的重要舵手，使得馬術治療順利進行。領馬員對處理馬匹時必須有紮實的訓練和可靠經驗。由於領馬員負責手中馬匹的運動，在執行物理治療運動時，能做出適當的步態和速度的選擇，能做出適當的騎乘方向的改變，領馬員必須在個案上、下馬時給予馬匹平穩的控制。此外，領馬員必須能夠在可能的情況下預測馬匹行為的改變以及關鍵情況時（危機處理）對馬匹的安撫，也就是說，領馬員對危機處理必須適當地思考和快速地行動。領馬員必須了解馬匹的自然本能、感覺和反應、有能力處理任何不可預期的事情發生。鼓勵個案盡他所能的駕馭馬匹，如果個案的行動傷害到馬匹的口腔時，改用項圈代替口銜。領馬員另一件重要的事是檢查個案馬背上的所有裝備。領馬員對騎馬或駕駛馬匹的經驗越多，特別是對於治療馬匹的信任以及，與物理治療師和個案的合作越好，則馬術治療越成功。在整個治療期間，領馬員、馬匹、個案和物理治療師必須集中在彼此的入神（專注）與和諧上。這種溝通越密集，馬術治療越好。我們期待領馬員的特質是：領馬員必需負責控制馬匹的步伐和步幅。領馬員必需保持馬與馬之間的距離，通常是一個馬身長。鼓勵個案盡他所能的駕馭馬匹。當改變步伐和方向前告知個案，並且使改變平順。檢查所有裝備。

領馬方法

　　1、治療進行中，馬匹被正確地引導，是在一個良好的框架中前進，在平衡和所需的節奏中，口銜的運動不受馬匹行進中的干擾。最好的領馬方法是使

用長韁，在馬的後方進行領馬走路的任務。領馬員走在馬後約一米，雙手處理長韁，此時長韁的作用類似於駕馭馬車，在治療中避免使用鞭子。這種領馬方法對馬匹提供了高度的控制，並允許馬兒自由地走在前面，具有最佳平衡。領馬員和馬匹需要良好的訓練方有能力執行。

2、另一種領馬的方法，是領馬員與馬平行地行走，領馬員走在馬匹前肢兩側約30～45公分的距離，可由語音輔助支持馬匹前行。馬在直線上被引導，馬匹前軀（頭頸部）不受限制。領馬員以近馬匹側邊的手（手牽引韁繩）控制馬匹，告訴馬兒在行進的路線，這種附接韁繩於鑽頭的兩個半部的口銜，比較尖銳。因此，這樣領馬匹的方法需要特別小心和專業。它提供高度的安全性。訣竅是防止馬進入習慣的圈子，並說服它在直線上移動。領馬員持韁的手需要輕柔，不硬拉馬匹的頭向下或向前，而向下的壓力會導致卡住口銜。儘管是一個柔軟的，不干擾的手，在給予指令時對於施加的力量和安全地引導是需要不斷練習的技能。馬匹的節奏與領馬員的步行必須有一致性和高度的協調。任何情況下，馬匹的運動脈衝都不應該停止或是有功能上的改變。為了馬匹能夠和諧地移動，領馬員必須與馬匹有融恰密切的關係。領馬員使用他的聲音吸引馬匹的注意力，馬匹相信他，而領馬員感覺到馬匹的反應。若更出神入化的戲劇效果，高難度的領馬方式如Tellington-Jones方法，是不使用任何馬具對馬匹進行行走的馬術治療。在馬術治療的課堂上，馬匹的絕對服從是必要的。（註 Linda Tellington-Jones基於手指和手的整個身體的圓形運動開發的方法。T Touch 的目的是激活細胞的功能和喚醒細胞智能——有點像「打開身體的電燈」。）

我們知道一匹馬可以持續運動2到3小時，但在馬術治療的課堂上，我們希望每一匹馬是間隔的上課，45分鐘的課程後就要讓馬兒休息，休息是最好的獎勵。在緊張的治療期間，對馬匹身體和其服從的強烈要求之後，馬應該被給予行動自由和放鬆。

馬

馬術治療上課之前，馬兒需要一些準備的工作要考量，通常包括連續提供馬匹的所有重要的騎乘復習，並且特別是，用於治療前的熱身運動。熱身運動

可以使得馬匹，身體柔軟，放鬆和平靜，並且達到服從的確認。這些準備的工作，可以通過用長繩調教馬匹時複習。在治療前，馬可以自由移動，然而，在治療中馬匹的運動方向應放在龍頭或口銜給予的輔助上，或以任何方式將被帶領。在這個時候，應該能考驗馬匹的步態、身體柔軟和行動正常。定期檢查裝備如口銜，肚帶和帶扣必須完好無損，為了避免口銜，肚帶等張冠李載，最好在裝備上貼上馬匹的名字做為標記。側韁必須適當地附接到坐墊或鞍座上，這裡也建議標示出最佳長度。例如，通過適當的孔打結細繩。這使得準備工作比較容易，更重要的是，它確保最大可能的安全性，因為馬匹的日常習性是不願受到干擾的。

為了防止個案的腳滑動，必須使用安全腳鐙。如果腳鐙附著在鞍座上，則鐙形桿應保持打開，這樣在緊急情況時個案的腳會快速而容易的離開安全腳鐙，而接受陪騎者的保護化解危險的存在。仔細地安裝治療墊，例如皮毛或皮革，以便能夠正確緊固以避免打滑。對於沒有鞍的治療，由羊毛，絎縫材料或毛皮製成的馬墊應當足夠的長寬以在褶襉下方有很好地收縮，使得它們不會滑動。重要的是，墊子一定要平放，不能有皺褶以避免造成馬匹和個案的不舒服。個案為獨立的個體不應該以任何方式附著在馬背上。所有皮革固定部件，必須定期檢查，以確保皮革被正確調整和有良好的維護。正確的調整側韁以確保馬匹在最好的框架中完成馬術治療的各種任務。馬匹不再使用其頭部和頸部作為用於從其身體向前傳導運動的自由平衡桿，而這是必不可少的框架集合，如果馬匹有效地平衡個案的體重，則是口銜的運動脈衝所產生頸部和頭部的托架所需擺動的前提條件。

當馬匹使用頭部和頸部作為自由平衡桿移動其身體時，其前腿必須承受增加的重量。當馬匹把頭底下來，檢查運動脈衝在馬匹的嘴和提高它的背部，重量移動到後腿。所有的步態在步行時，前腿承受最大的重量；而更有活力的步態如快步，甚或慢跑，臀部攜帶的重量增加。這種重量的轉移是馬匹在其重心下放置其後肢的結果，臀部提供強度和衝動。當馬必須攜帶個案的體重時，個案必須造就馬匹以有效和生理上的能力應付額外的負擔。當然，側韁的使用只是個案所持的部分替代物，正確的持側韁和功能調整是至關重要的。用於馬術治療，側韁被調節為具有相等的長度。同時側韁也是給個案的安全措施。

選一匹合適的治療馬

有馬術治療經驗的人在騎乘中可以感受到身心的壓力和緊張，都隨著馬兒的後蹄消失了；訓練有素的治療馬可以幫助殘障朋友和特殊需要的兒童與成人達到這樣的需求，以及勝任有意義的治療活動。因此，如何選擇一匹合適的治療馬就顯得十分重要。

治療馬有牠特殊的氣質，牠能擔任身心障礙者所需要具備的所有治療目的的能力，因此尋找合適的治療馬有時是一個艱難的過程，通常是需要尋找一個品種溫順，體態適中，聽話而又聰明，足以接受新的訓練方法並能與人為善的馬兒。

治療馬擁有的特質是冷靜與信任不同的騎士（身心障礙的個案），如果騎士在馬背上做了無意的錯誤動作，牠不會冒然的做出意外的反應。訓練過的治療馬，不會有危險的行為，比如咬人或踢人。經驗上告訴我們選擇一匹好的治療馬依品種而言以阿帕盧薩馬（Appaloosa）、和夸特馬（Quarter）為首先考量，一般認為這二個品種的馬有我們治療上體態的要求，性格上也平和柔順。馬術治療對身心障礙兒童有身體和心理的幫助，所以在選擇治療馬時需十分謹慎，馬匹的聰慧，正向性格直接與受治療的小朋友連接在一起。因此，要尋找可供馬術治療的馬兒，可有以下的參考：

1、牠已是受過馬術治療訓練的馬，這將省下大量的時間、金錢，和精力。

2、多在馬兒身邊繞二圈，看牠是否透露出一種溫柔的氣質。馬兒不會對個案做出不高興或有挫折感的反應。

3、馬兒可以長時間（二小時）的工作，接受馬術治療的上課。

4、如果你找到一匹不錯的馬兒，而牠蠻喜歡快節奏的，那麼你應該在馬術治療上課時，避開牠的喜好，可愛的動作是屬於牠自己的個性。

5、了解馬兒過去的歷史，知道牠有的習慣，用於馬術治療的馬必須摒除咬人、踢人、突然拱背或後腿直立起來的不當行為。

6、選擇一匹智商高的治療馬很重要，因為牠接受新的訓練時，容易很快的就學會了。

以下試著回答幾個常見的問題：

問：做為治療用的馬匹需要一定的品種嗎？

答：不完全是。前面提到的阿帕盧薩馬和夸特馬，比較容易達到治療馬的特質，安靜的氣質，體態比率均衡有力。每個品種的馬匹都會有良好素質的馬，也應視為單一的個體，是可以考慮用來做治療馬。治療馬的特徵包括：健康清晰的步伐；走（walk）、快步（trot）、慢跑（canter）。好脾氣，在人多的狀況下，依然保有注意力不受干擾、低恐懼逃跑的反應，還有牠應有150～155公分的身高，服務於兒童。

問：治療馬需要什麼樣的訓練？

答：基本上治療馬要學習任何良好的教育，如梳洗、上龍頭（口銜），備鞍，牽引。一旦被接受成為治療馬，牠需要被教會；讓領馬員走在牠的身邊，適切的配合領馬員的各種指令及身體語言，包括完成各種節奏如行走中的快、慢、大步、轉彎、停止。牠能適應身障兒童的輪椅、拐杖及身體上的輔具。對於大聲音的口令也不以為意。還有了解音樂及所使用的治療工具，如球、長棍、水桶、沙袋、旗竿等。所有訓練應是漸進式的加強牠所接觸的新事物。當馬平靜的領會各方面的考驗，作出了需要的反應，再給予治療中的各種實習，直到牠能冷靜的完成所有的任務，表現出自信的行為。

問：如果馬的脾氣有點粗暴，牠仍然可以成為治療馬嗎？

答：不行。在馬術治療的課程中我們用走步、快步為主要律動的給予，有時候我們也會使馬匹停止行進，做一些治療的遊戲，如果馬的脾氣不好，牠無法了解慢工出細活的道理，所以牠的行為是不可預測的。在最重要的安全原則中，牠不能成為我們的治療馬。

問：治療馬每天都接受戶外運動訓練嗎？

答：是的。每匹治療馬都有訓練計畫，其中包括長調教索調教（20、10米圈乘），調教時要有溝通、要有指令。暖身的時間要夠，可預防運動傷害，讓多的能量釋放。每一匹馬有一位特定的訓練師，成為牠的伙伴，訓練師要有足夠的騎乘技能和知識。

問：治療馬需要獸醫的護理嗎？

答：無論是治療馬或一般馬匹都需要獸醫的照顧，包括牙齒、預防接種、驅蟲及定期的健康檢查。

問：可以概略的說一說你選擇治療馬的考量是什麼？

答：1、健康；這是基本要求，身高體重與負載能力，前面提到我們需要的治療馬身高約150～155公分之間，至於體態要有飽滿的外形，體重希望在900～1000磅之間，身體對稱，步伐、步幅均等，蹄、腿健康，沒有舊疾，毛色光亮，清澈的雙眼，正常的糞便以及愉快的工作。

2、氣質；自然親切寧靜，貼切的說牠具有能給我們一切額外的東西，比如人性化的溝通。

3、樂於接受新的訓練；馬術治療在馬術治療師對不同的個案中所提出的教案、教材日新月異，所有的治療設計使得治療馬不斷的接受新事務。

4、律動；馬術治療之所以有效果，是因為馬匹的律動在三度空間中同時完成上下、左右、前後的韻律誘導，馬的律動可大、可小、可慢、可快，牠必須做的精確而不托泥帶水，每一個動作都有效能產生。

5、一個重要的特性；馬看到陌生的東西，或突然較大的聲音會表現出驚恐而逃跑，但勇敢受過訓練的治療馬，一定信任他的導師，能學習知道在治療過程中沒有東西會傷害牠，而且在第一時間內，他永遠不會選擇跳躍和逃跑。

6、年齡；年齡是個數字，年輕的馬，精力充沛，但常出心大意，偶而也會搗蛋，年長的馬雖然冷靜，經驗豐富但也可能身體老化在步伐和協調上漸不穩健。把握一個原則，一匹合適的治療馬有他的年限，正如所有的生命一樣，都有他的平衡域。如果真要選擇年齡我個人比較傾向9到18歲之間。

再近一點看馬

　　開宗明義地說，世上沒有治療馬這樣的品種。適當的訓練是培育治療馬的先決條件。我們選擇馬匹對這項任務（馬術治療）的適合性。我們尋找馬匹的特質如：體形、脾氣、氣質。然後依個案的需求選馬匹。做為治療馬他的性格是至關重要的，我們希望治療馬的基本特質是：以人為本、耐心、願意、接受、可靠，既不膽小也不狡猾。馬不能性子太急躁，也不應該是懶惰，它應該是平靜和均勻的，但不是鈍的，也不能過於敏感或緊張。

體型

　　具有矩形框架的馬是比較有幫助的。馬背的中間較長，而腹部寬大豐滿，個案是舒適的坐在馬背上而能產生三度空間恰當的擺動，不過，我們得有細心專業的眼光，來判斷牠能負重的能力，特別是如果訓練不善或工作太難。馬可能產生擺動，導致疼痛和背部肌肉組織的收緊，這在馬術治療中是不利的。一個背部短小的馬匹，除了坐姿的復健功能不容易達成，臥姿與側坐姿的有效空間也少。光憑馬匹的體態並不能表示牠是適合的治療馬，重要的是，整體表現能一起呈現出和諧的圖片，才是我們所要，我們才能放心的為個案服務。

頭

　　馬匹的頭部在遠端，頭部不應該離相對於馬匹的身體太遠，因為它呈現象當大的重量來平衡。眼睛應該表達信任。如果馬匹雙眼靠得太近，馬匹對後方的視野將造成更大的盲點，因此兩眼睛夠寬是我們期望的，因為它們使頭部和脊柱的關節應該允許良好的移動性，這有助於馬與平衡本身和騎手的體重。

頸

　　以馬匹的頸背來說，脖子應該最高點，它應該輕輕地，和諧地融合在鬐甲中。其肌肉組織應沿著頸脊發育。如果發達的肌肉在馬匹脖子的下面像母羊的頸部，那麼要達到平衡是很困難的。如果馬匹的鬐甲肌肉有力則個案坐在馬背

上，對於個案是有利的。鬐甲應該明確界定，它不要太高，廣泛地和諧地延伸到背部。良好的背部肌肉是可取的，特別是對於不用馬鞍的治療。

肩膀

肩膀不應該陡峭。肩部越陡，步幅長度越短，運動的脉衝越大，則隨著關節的彈簧作用減小，影響到個案神經肌肉的適當運動。

身體

身體應該是橢圓形（垂直），因為這種形狀適合騎手實際上的身體解剖需要。這對於具有收縮痙攣和有限髖部活動性的個案特別重要。

腰部

腰部（以馬匹胸部最後的肋骨到骨盆之間）是沿著腰椎的區域。這部分是非常重要的，因為它通過髖關節和骨盆向胸部和頸椎傳播總的推力。錯誤的運動傳輸，會導致馬匹背部這個區域中的凹陷（脊柱前凸）或凸起（後凸），可能導致背部問題，主要是背部的僵硬。患者最大受益於由擺動所提供的脈衝。

臀部

由解剖上描述是骨盆和髖關節組成的部位，其髖關節連接兩後肢，如此形成的角度決定了馬在其重心下面步行的能力，並且平衡個案的附加重量，從而減輕了馬體前部的負重任務。柔軟，彈性和更和諧的運動，是有利於個案和馬匹的。保護和維持馬匹的關節是健康的基礎。

步態

如果馬匹的腿是直的，並且腳被放置得分開，步態將是最佳的。長，柔軟的骹（馬匹的足部）使步態富有彈性和舒適。走步（walk，四拍），最常用於馬術治療，應該是自由，活潑和有節奏的。馬匹如有跛腳的問題則不適合馬術治療。

治療馬有年齡限制？

　　關於年齡，前面也提到過。治療馬的年齡是必需要考慮到的，其目的是確實保證馬匹的養成及階段教育的質與量是有根據的。通常五歲以下年輕的馬兒尚沒有脫離年少不知愁滋味的體能與性格突發奇想的表現。然而，不同品種和不同個體在這個方面有所不同。就像我們人一樣，早期和晚期的發展，得要參考基因、環境、教育等因素。因此，所提及的任何年齡限制僅應作為指南（筆者建議九到十八歲）。例如，「良好體能的」馬匹在十七、八歲時仍然可以是理想的馬術治療夥伴，而另外一匹馬兒可能在十四歲時已顯老態，並且其運動可能不再具有治療馬所需的柔軟和順暢。

　　在訓練和教育方面，需要有能力的教練來執行，使馬能夠在所有運動階段應付個案的體重，而不會造成馬匹的傷害。這是確定的，只有教練在馬背上給予訓練使馬匹懂得平衡自己和個案。這意味著馬在它的後肢盡可能地攜帶個案的重量，它激活其腹側並且放鬆其背側軀幹肌肉並且使用其頭部作為在「平衡桿」頸部的端部處的配重。隨著馬匹在這個框架，響應和放鬆，才能有效地進行個案的治療。馬匹的腳感可以通過不斷訓練，使其靈活的變化其活動，許多有函意的治療在通過步伐和馬術治療師的治療計畫所發展。馬匹集中心力可以在迷宮中穩健的工作，進一步增加在短距離時，馬被引導通過狹窄而彎曲的路徑（如8或S型）。這也建立了馬對人的信任，這在治療中是必要的。馬匹必須學會信任教練所給的處理程序，以至於馬匹不僅接受教練作為他的領導者，而且即使在關鍵情況下也服從教練。只有這樣，馬匹才有可能征服或減少他對恐懼而逃跑的自然本能。能力訓練方面可以糾正腹部兩側怕癢的反應，也可以訓練對鞍座反應不佳的馬匹。當然也要告訴馬匹不要有令人毛骨悚然的動作，以及頑皮的行為，如俏皮的咬或咀嚼繩索啦，以及破壞人的個人空間，比如馬匹用頭頂旁邊的人。治療馬得學會許多本領來服務個案，像是個案不自主的觸摸、腦性麻痺兒童或中風患者腿部高張力的痙攣，個案軀幹共濟失調和不自主的突然運動都對馬匹是一種嚴格的挑戰。馬匹也必須容忍可能是由一群孩子造成的異常的噪音和一般的騷動，除了訓練和教育之外，治療馬必須通過身體暖

身和精神放鬆來準備為每一位個案提供馬術治療的課程。個案與馬匹運動的對話，存在於馬兒的柔軟和無張力的境界。

馬匹的高度

治療馬步幅的長短，影響治療的結果。所以一定範圍的高度對治療馬是有要求的。我們建議使用中等高度的馬，身高約150至155公分或14至15個手掌距，（張開手掌後，拇指與小指的距離）。要確實適合個案的治療馬，馬應該有適當高度的要求。如果在適度的體能步態下，馬和個案協調的運動模式將毫不費力地表現出來，則可以預期此運動模式能給個案最佳的治療運動傳導。太高的馬，步幅產生相應的距離較長，腳與腳之間擺盪的時間拉長了，運動不能適時的推出脉衝，相反的，小馬或矮種馬步幅產生相應的距離很近，腳與腳之間擺盪的時間快了，運動推出的脉衝不能有秩序給予個案同部位能量的提供或也有可能幹擾個案正常步幅所產生的神經記憶。腦性麻痺兒童坐姿的走步，適用於骨盆運動。骨盆運動，需要關節和骨盆精細的協調以及髖部和腿部肌肉組織、背和背部肌肉組織的相互作用。因此，重要的是使肌肉張力正常化並在生理上刺激肌肉的活化。做為一位馬術治療師，一定要有足夠的能力，辨識治療馬與個案之間的需求，才能為馬術治療的起步有了事半功倍的效果。

個案

首先兒童應在父母或監護人的陪伴下參與，且須同意簽署馬術治療同意書。適用的情況下，應確定個案是否接受健康和意外保險。必須記住，嚴重和最嚴重殘疾人只能獲得有限的保險。為了保護個案，建議在開始治療之前，每個個案請打破傷風疫苗。個案必須在心理上能夠接受馬術治療。在身體上，腿必須有基本的能力分開，以允許跨騎上馬。此外，個案必須能夠在坐在馬背上，並且在步行時與馬匹維持獨立平衡。在側坐中的治療，不需要髖部和腿外展。為了校正坐姿，可以使用腰帶但不能阻礙骨盆移動，腰帶不能滑入個案的腰部。皮帶的軟填充，允許馬術治療師手動刺激髖部活動，即，當指示時，馬術治療師的手可以在皮帶和患者骶骨之間工作。病人絕不能附著在馬上。重要的是，

個案患者穿著合適的衣服。褲子不能像牛仔褲那樣限制腿的活動。為了防止壓力點，必須避免硬接縫和內衣褶皺。作為上衣，貼身襯衫或毛衣是好的選材，因為它們允許馬術治療師有良好地觀察個案的運動。成年人應該盡可能詳細地了解關於馬術治療是如何進行的及其工作原理。如果個案可以觀看治療活動，這對個案是有幫助的（必須經過當事人或他們的父母同意）。兒童必須有足夠的時間靜靜地與馬匹建立良好的友誼。消除兒童的恐懼，讓信心成長，最終喚醒了被允許坐在馬上的願望。馬術治療師處理所需的關節活動和身體位置以及肌肉張力改善的必要條件的發展。例如，可以準備骨盆和髖部活動性，以及軀幹平衡。自然地，實現這個目標的所有物理治療練習可以被認為是適當的。

陪騎者

　　陪騎者的作用有如導師的延伸，以鼓勵個案成長和發展到最大的潛力。陪騎者是馬術治療課中最實際的位置，陪騎者對於教學的成功有其重要的影響。陪騎者要了解個案的需求和對個案疾病的認識。陪騎者有很多機會與個案交談，這是被鼓勵的，但，請不要中斷課程。不要打斷個案和馬術治療師或導師之間的直接聚焦。陪騎者在上課前20分鐘到達，除了檢查作業的程序時間表，等待你的個案外，也幫助導師設置所需使用的器材。課程開始前，諮詢馬術治療師和導師你應該給予什麼幫助。協助個案穿戴頭盔時，也是了解個案的最好時刻。協助導師幫助個案上馬。如果個案身邊只有一位陪騎者，導師和陪騎者應該在馬的兩側行走。陪騎者應該保持最低限度的談話，但在需要時與團隊溝通。使用良好的身體機制和周邊視覺。如果你落後了，不要在馬後面跑，等待導師停止，然後恢復你的位置。陪騎者，切勿將手或手指放在鞍座的帶扣中。如果個案或馬行為不當或不安全時，請立即通知導師。活動期間掉於地上的器材不要去撿，通知導師。如果你因任何原因需要停止，也通知導師。不要撫摸，戳刺，傾斜或碰撞來干擾馬匹。當有二位陪騎者時，依據個案的需要，可以為每個個案分配一個或兩個陪騎者。因此個案在每一側都接收均勻的支持。如果你是與另一位陪騎者共同工作在適當的時間輪流向個案發出指令。個案被指示只有旁邊的陪騎者應該說話。例如，如果要求個案從右邊拿起一個球，則只有右側陪騎者應該口頭強化指示，而左邊陪騎者應該保持安靜。如果個案喜歡與另一位陪騎者相互作用，不要不高興，這是你的優點，我們希望的是幫助個案們成功。

物理支持

我們暫且稱為徒手支持，在馬術治療中陪騎者保護個案有時候需要扶持個案提供徒手支持，這可能會令陪騎者疲勞。如果累了可以告訴導師，並可以切換到馬另一側。陪騎者應該決定誰先走，一次換一邊，走路圍繞馬的前面，恢復對面的握持，使個案永遠不會失去平衡。陪騎者輕輕地將前臂懸放在個案的腿上，在大腿上施放的壓力可能引起個案痙攣，特別是對於腦性麻痺的兒童。徒手支持腳踝，握住個案腳踝／後跟的後背，給予個案起碼的支持。

教學支持

有些個案不需要任何「動手」的幫助，只要在個案旁邊行走來保持他們專注於任務。陪騎者應該幫助個案將注意力集中在馬術治療導師身上。避免與個案或其他志願者進行不必要的交談。物理提示：如果導師說「右轉」輕輕地點擊個案的右手。手勢提示：如果導師說「左轉」，你左手運動指向左邊，就好像你在拉馬左轉。語言提示：如果導師說「右轉」，用簡單的語言向個案重述右轉。

下馬與課程結束

下馬時按照馬術治療導師的指示。陪騎者可以將個案的腳從腳蹬上移開，並幫助引導腿放置導師要求的位置。在適當的時候，鼓勵個案感謝志願者，也別忘了提醒個案拍拍他的馬兒，表示謝謝。如果有必要，陪騎者可以幫助個案正確放置頭盔。留在你個案身邊，直到他們的父母來接。

驚嚇

如果馬匹受到驚嚇，受過訓練的你首先會保持冷靜，並儘可能扶持住個案腰際與腳部。如果馬的行為變得危險，馬術治療導師會下指令緊急下馬。當馬術治療導師下指令緊急下馬時，領馬員停下來轉身面對馬匹給予更高的控制，而陪騎者通知個案，同時將個案腳蹬卸下，陪騎者的手臂放在個案的腰部，輕巧而快速地引導個案離開馬背。

摔馬

　　雖然摔馬非常罕見，但確實發生過。如果個案摔馬，留在個案身邊，並按照馬術治療導師指導。不要驚慌，保持冷靜，所以陪騎者能夠協助個案和馬術治療導師，陪騎者有可能被要求協助提取急救箱，呼叫緊急醫療援助（119）。意外發生後馬術治療導師與工作相關人員必須撰寫報告，留下檢討和往後改進教學之用。

與身心障礙者互動

　　如果你從來沒有機會遇到身心障礙者，這方面的志願服務，一開始會有一點不習慣。身心障礙者可能看起來、聲音、移動和行為與一般人所做的動作不同。但當你專心傾聽、心細交流就會發現，了解身心障礙者與一般人一樣，有權享有同樣的尊嚴和尊重。當幫助身心障礙者時，總是先詢問「如何」可以幫助。直接與身心障礙者交談。對載助聽器的身心障礙朋友，不要大聲說話，助聽器會使噪音更大，不清晰。當與聽力障礙者交談時，請慢慢地，清楚地直接面對他們說。如果一個人說話困難，允許他們說完整個句子。如果你還不明白，告訴他們。不要假裝你明白了。當遇到有視覺障礙的人時，總是標識自己並告訴他們，而離開時要告知對方你要走開了。未經坐輪椅的人許可，請不要推他的輪椅，先詢問要怎麼幫助。未經許可，不要移動身心障礙者的拐杖、步行器、手杖、服務動物（導盲犬）或其他可移動的輔具。當與使用輪椅的身心障礙朋友說話時，在一個舒適的距離取一把椅子或蹲下來，將可以在同一水平交談。

總結

　　陪騎者的特質與能力：令人信賴，工作準時。有自信，有警覺性。了解身心障礙者和欣賞他們的能力是很重要的。具有一般的醫學常識。具備和馬有關的知識，這是一個優點。能接受馬術治療導師與馬術治療師對個案的解釋與執行的能力。檢查服裝、安全帽。只有一位陪騎者和馬術治療導師時，他們必須在兩側防止緊急狀況的發生。陪騎者應預防騎士從馬背上跌下。一旦個案適應了騎馬的方式和平衡，支撐他的手可離開他的背部（依治療師的指示）。在安全的狀況下，盡量鼓勵個案依自己的能力，獨立學習騎術。

馬術治療導師

　　健全優秀有效能的馬術治療課程是整個團隊合作的表現，而馬術治療導師在馬術治療中擔負成敗的重任，因為團隊付予馬術治療導師擁有下達指令的權柄，所以馬術治療導師必須接受過嚴格的馬術訓練、以及不斷精進的馬場實務經驗。還有，也是非常重要的一點，馬術治療導師應對身心障礙人士的疾病有相當的認識。如何成為馬術治療導師？證照是需要的，而證照只是馬術治療這條路的開始，通常馬術治療導師需要卓越的馬術能力以及英文與數學的修養、能與各類型的身心障礙的朋友溝通交流能力、耐心和鼓勵個案，在壓力下保持冷靜的能力。以下我們參考這個面試：

問：你以什麼為生？

答：我是一名馬術治療導師。

問：你怎麼描述你的工作？

答：作為馬術治療導師，我向身體，認知和情感障礙的兒童和成人教授騎馬。馬被用作實現通過與參與者，參與者家庭，學校系統和治療師的共同合作而設定的目標方法。

問：你的工作需要什麼能力？

答：馬術治療導師需要強大的馬術技能和與人溝通的技能。除了與馬和參與者的工作，我也有行政責任，促進組織提供的不同的計畫。

問：每週例行的工作是什麼？

答：我指導，小組和私人的課程，約6-8小時。除了教學責任，我還有一個早上和晚上，是我所謂的「代班」導師，幫助在穀倉和馬廄及吊馬椿上的活動，以協助其他導師在馬場上的教學。這些職責包括馬場教學器材的安置與回收，清潔、梳理馬匹，以及分配運動馬。不在馬場時，我正在勤奮地從事行政工作。除了教學任務，我還監督所有的培訓和教育活動，實習生，培訓教師，夏令營計畫，實地考察和生日聚會，所有課程開發和志願者培訓與我

們的未調教馬學習的相關計畫。此外，我以有效的時間管理處理馬場和辦公室繁雜的工作。

問：你是怎麼開始的？

答：我在高中，完成了一項獨立研究，以了解更多關於動物輔助治療，並作為我的課程的一部分，開始在馬術治療中心當志願工作者。我很快愛上馬術治療，知道它需要成為我生活的一部分。所以當我進入大學時，我在學校附近選了一個馬術治療中心參加志願者工作。我對馬和有特殊需要的人之間自然發生的互通有如魔法一般的大愛，感覺有意義而且深深的希望能不斷延續。大學後，我通過PATH（Professional Association of Therapeutic Horsemanship International）國際認證，並從那時起一直從事馬術治療導師的工作。

問：平常都喜歡什麼？

答：除了實現我的童年夢想與馬工作外，我真的很喜歡與人們的互動。不僅我知道我能夠幫助改善我們的參與者的生活，而馬術治療的另一部分是，幫助一個社區的老人健康。鼓舞人心，驅動社區的蓬勃發展和改進計畫。

問：你認為馬術治療的困難是什麼？

答：由於大多數馬術治療中心都是非營利性的組織，因此總會有資源緊缺。無論是尋找資助現有計畫，還是尋找志願者支持以開始新計畫，都會有壓力存在，同時平衡工作人員的工作量，與馬匹健康的維護，在在都需要資源。

問：你如何賺錢？

答：我是全職的馬術治療導師。

問：你希望的待遇？

答：我每年年薪在780000元到1,500,000元之間。我希望的起薪是每月70000加上三節的獎金。

問：需要什麼樣的本事，能拿到月薪在70000元？

答：雖然，這不是成為認證馬術治療導師的先決條件。想要獲得認證的個人必須具有強大的馬術技能基礎和對身心障礙者個人的了解

與認同。

問：你認為什麼是最具挑戰性的工作？

答：作為馬術治療導師最具挑戰性的是需要靈活與可塑的特質。當有馬匹參與，獨立思考和有特殊需求的個案工作時，總是有一定程度的不可預測性。因此，馬術治療導師必須不斷地評估個案和馬匹活動的風險和益處。管理這種風險，加上平時的管理責任，可能會導致馬術治療導師的壓力和可能的倦怠。

問：馬術治療的價值？

答：提供個案身體與心靈所需要的健康，與個案，志願者和治療師一起工作是非常有益的。

問：你會提供什麼建議給考慮這個職業的人？

答：我鼓勵任何對馬術治療感興趣的人，考慮在某些治療領域（職業，身體，心理健康等）獲得研究所學位，它在多個領域市場的教育背景是必要的。這將有助於個人能力的增進，確保更高的工資和有機會作為其他教育中心的顧問。

問：考慮你的休假時間？

答：新員工的年假大約為12天，累計年資最多年假可以有20天。

問：你的家人和朋友，對你的工作會有什麼樣的誤解？

答：許多人認為，馬術和騎馬的表面知識就可以擔任馬術治療導師，這是不一樣的。此外，許多人認為馬術治療只是為兒童，其實馬術治療對許多疾病的成年人同時付與了不可思議而有效地的挑戰。

問：你未來的目標是什麼？

答：回到學校取得一個研究所的學位，使我能夠與更高層次的參與者合作。

接下來讓我們實際的看一看馬術治療導師的訓練課程：

學習如何成為馬術治療導師的主要部分是教學。我們的馬術教學領域是：馬術治療導師實踐這個領域所支持的課程，並且，可能是個案的激勵者，策劃者和顧問，在這一領域，您將學習如何根據「行為準則」來完成你的角色。

每個個案可能因為不同的原因，他們或是想提高平衡訓練或加強手眼協

調，或發展新技能或社交技巧。這都是你作為馬術治療導師需學習的一部分，同樣要學如何接受每個參與者的個人特質。馬術治療永遠不會完全免於風險或危險，所以了解如何避免或盡可能減少這些危險發生的可能。我們教您如何看看馬環境的潛在風險，以及如何考慮每個潛在危險的風險級別，及處理原則。

我們會安排你學習心肺復甦術的急救課程，並需取得證照。

教學之前的計畫和準備學習如何持續評估你的個案，考慮他們治療的學習階段，以及他們需要什麼幫助。

馬術治療的安全始終是一個排於首位的重要因素，在你對他人負責時尤為重要。做治療時想要個案的父母放心，你確保他們孩子的安全。任何馬術治療課程都應該在整個課程中為所有的參與者提供安全支持。實踐將最大限度地減少對自己和他人的危害和風險。你可能在不同的馬場工作，各個馬場的規則可能因不同的環境與需求而有所不同，因此很重要的是，在你進行任何馬術治療課程之前，了解他們馬場的規則及原因。

馬術治療導師通常需要接受更高風險的責任，並為「風險處理計畫」做出貢獻。我們教你如何在馬環境中實施和改進風險管理，什麼是可接受的風險，以及如何界定內部和外部風險來源。

馬術治療，必須安全有效地執行。你將學習如何識別一個安全的馬術治療區域，所需的設備，使用一匹馬？上課個案的人數，團體課程？你將學習關於馬術治療區域的注意事項。如，調教馬以準備暖身和上課。

上下馬的練習是馬術治療師的專業，雖是一個簡單的過程，仍需經驗豐富的馬術治療導師協助。對於個案，在身體和心理上都可能是非常困難的。上下馬是作為你責任的一部分，以確保馬、騎手和工作伙伴的安全。

調教索的練習雖然沒有具體的驗收「保證」，但對馬匹步伐的活動，是有幫助及確實要學會的技巧。馬術治療常用的步態為走步和快步。

世界各國馬術治療導師的養成教育在時間上沒有硬性的規定，不變的定律是訓練的時間越長，專業的能力就越強。一般來說取得馬術治療導師資格，則需有400個小時的訓練。

一個良好的馬術治療課程計畫

　　有幾件事需要避免；教學課程中不要使用手機。任何情況下不要離開個案。避免與塲邊的人交談。不是你指導的每一個個案都會是傳奇，但是在你與他們一起工作時，每一個個案你都需要付予全部的注意。課程計畫寫在一張紙上，或筆記本，或辦公室的黑板上：關於課程內容、個案記錄卡、馬匹分配表、個案騎乘水平、上課標題、選擇場地、馬場布置、需要交通錐？標記？長短桿？舊輪胎？雞蛋？或桶和岩石？個人或團體課、課程所需時間。當你使用馬術治療課程計畫，你可以擁有你需要收集的所有工具。工作伙伴：領馬員、陪騎者。馬匹清潔，套上裝備、進入馬場為馬匹暖身5至10分鐘或走或快步。個案上馬也需要5至10分鐘暖身。

開始上課

　　你列出教導的課目標的。你會使用身體語言？聲音？編織遊戲？練習沒有馬鐙？在轉角處個案舉高雙手？快步兩圈後走步？投擲沙袋？依馬術治療師的指示，運用Bobath或Kabat理論擺位？記下今天上課的內容。

緩和（cool down）

　　個案和馬匹走步繞大圈，使心情漸漸平靜。你也可以要個案做一些簡單的伸展。寫下暖和所需要的時間。

評論與檢討

　　這是另一個「自我要求的塲域」。列出給個案、領馬員、陪騎者的意見，讓個案表達上課的收穫或疑慮、讓領馬員、陪騎者發言，提供下次上課的參考。如果可能，給個案回家功課，如剪紙（精細動作）或睡覺前手腳的伸展（大動作）等。馬術治療課程計畫可以提高治療效率。它將幫助課程布置時間段，以便在適當的時間框架內完成馬術治療所需的一切，也提供從一個課程到下一個的連續性。也幫助你保持專注，全面地了解你的課程，有助於避免課程

變得陳舊。每個馬術治療導師都知道，有時候課程剛剛開始，個案可以用自己的特殊態度，來參加課程，所以好的馬術治療導師會必備「額外的靈活性設計」，並在困難的課程中適應和調整。經過深思熟慮的課程計畫，你將有更多的機會將你的課程結合在一起。

職能治療師

　　古典的馬術治療並沒有職能治療師、語言治療師或心理治療師的參與，馬術治療不斷的改進加入以遊戲、融合不同領域的貢獻使得現今的馬術治療有了不失傳統的活潑、創意和變化，其目的在使馬術治療可以普及，在治療上可以加惠更多的兒童及成年人。

　　職能治療師在馬術治療中提供一對一的干預和繼續評估患者如何反應。必要時進行調整，並記錄結果。在馬術治療課程是愉快的，有趣的，與馬兒的互動激勵許多兒童，似乎不同於治療室。馬術治療設置是實現職能治療目標的理想場所。職能治療的目標總是希望把個案治療視為積極的有意義和有目的的治療活動。在馬術治療中，職能治療師使用馬匹作為干擾策略來幫助刺激個案，個案被動地跨騎一匹移動的馬背上，然後將自己融入在運動中。職能治療師使用馬匹步伐的移動作為幫助，以增加個案有意義的身體功能和心理的愉快。馬匹可以解決當個案完全參與馬匹和環境時，所遇到的許多身體和心理問題。根據他們的需要，興趣，達到職能治療的功效。職能治療師在馬術治療課程提供的服務中發揮積極作用。2003年Sanders等人的研究報告指出，大多數15歲以下兒童的父母認為，馬術治療反映了兒科實踐在其他教室內的治療範圍，因此，馬術治療可能反映出父母為孩子們尋求替代療法。

　　職能治療師在與馬匹使用的活動中實踐了典型的各種感覺，大動作和精細運動（Smith, 2005; Rodger, Brown & Brown, 2005; Woodward & Swinth, 2002），這顯示職能治療師正在使用馬匹作為適合於許多不同類型個案的活動模式。馬匹提供額外的運動和不可預測性，並且允許在典型治療活動完成期間的各種感覺運動的輸入。此外，馬匹和個案之間的相互作用包括平衡和情感深度，這可能是與其他模式不同之處。馬術治療作為一種模式達到典型的職能治療干預的

功能結果之外，馬術治療通常可用於促進遊戲，休閒和社會參與（All, Loving & Crane, 1999）及改進個案的社會技能和自尊（Rolandelli, 2003）。

馬術治療，是指馬匹的運動，馬是工具，運動是戰略。這種運動策略被納入一個總體計畫中，作為一個綜合治療計畫的一部分，以實現職能治療師關心的，治療功能的結果。職能治療師使用馬匹的運動作為治療策略，以解決個案神經、肌肉、骨骼功能障礙和感覺處理障礙的功能限制。感覺統合是「感覺信息使用的組織」（Ayres, 1972）。「感覺統合是一種神經過程，來自自己身體和環境的感覺，並使得有可能在環境中有效地使用身體。」（Ayres, 1988）。馬術治療是使用戶外環境以及與馬匹互動，創造許多機會，以提高精細動作，知覺技能，雙邊協調和促進感官的處理技能。

言語治療師

馬匹的運動可以幫助言語治療師改善個案接受性和表達性的語言技能、口腔運動規劃能力、發音和語音、吞嚥、語言實用技能，語音和流利。語言處理障礙Language processing disorder（LPD）的特徵；在於難以理解和理解所聽到的內容。它不同於聽力損失或耳聾。語言處理障礙的兒童可能有正常聽力，然而，他們的大腦不正確地處理或解釋聽覺信息。有時會伴隨語言和語言困難，學習障礙，注意力缺陷和發育障礙。有語言處理障礙的兒童可能難以聽到語音之間的差異，即便是聲音清晰和響亮。當孩子處於嘈雜的環境中時，例如教室，這些問題可能變得更加明顯。這時就需要言語治療師又稱語言病理學家的協助。Rev. CEFAC.期刊在2014年3月，有一篇文獻「馬術治療中的語言治療」（SPEECH THERAPY IN HIPPOTHERAPY），這篇文章對六位從事於馬術治療的言語治療師發出了10個題目的問卷，我將第8、9、10，三題的填答，製表於後，增加我們對言語治療師在馬術治療團隊中角色扮演的認識。

馬術治療裡，哪些是預期的言語治療結果？

言語治療師	預期的言語治療結果
A	頭頸控制和軀幹旋轉、平衡、口腔與面頰系統及其功能，視覺，聽覺和感官知覺，語言充分性，自尊，良好的時空組織。
B	發展學習基礎認知技能以及閱讀和寫作特定技能。
C	口面和頸部區域的音調和姿勢的充分性，以及改善與治療團隊的溝通。
D	整體的語言和學習發展。
E	語言和口語動機區域充足性；指令和馬匹情感交流
F	發展運動、情感、社會、溝通技巧、更好的生活質量，良好的空間和身體組織，自信滿滿

根據你的經驗，語言治療在馬術治療中取得的成果令人滿意嗎？

言語治療師	在專業經驗中取得
A	治療設置使得治療師能夠將個案的感覺變成詞或聲音。溝通的嘗試顯示了個案欲達到的崇高時刻：與環境、團隊、個案的溝通，或甚至作為一種方式感謝動物。當我看到團隊與馬匹的互動，我越來越確定的是，馬術治療是一種澈底的治療，因為它使父母，醫生和治療師在快樂和俏皮的會話中有一個更密切的關係。
B	是。我目前認為，馬術治療是最好的方法之一，補充臨床語言治療，學習障礙
C	獲得的結果令人滿意，但並不總是能夠實現所有定義的目標。
D	這取決於團隊中每個角色的努力，對個案來說，結果在較短的時間內是令人滿意的，有的人則進步緩慢。
E	是。這在語言治療領域尤其如此
F	我在這件事上有偏見，但是……畢竟，我們相信潛力遠遠超過我們的團隊的困難……即使考慮到適當的比例，根據每個臨床病例，我們已經獲得了積極的經驗

語言治療師在馬術治療團隊中的角色是什麼？

言語治療師	預期的言語治療結果
A	向隊友解釋言語治療師的工作，指導團隊中每個成員與個案，一起使用的充分或不足的程序，語言治療案例研究，會話觀察。
B	為知識的具體技術貢獻，口頭和寫作語言的工作，充分了解馬術治療運作範圍，全面了解個案病因，了解馬術治療，學騎馬，知道如何和諧地與團隊合作；喜歡學習，因為該方法需要不斷的精進
C	是直接與語音治療變化的實踐者，指導父母和團隊關於言語治療方面

D	參與馬術治療計畫，認識團隊中每位的職掌，在上課期間指導團隊，參加每週的檢討會議
E	參與討論在馬術治療中心處理的每一個案件，幫助團隊在案件上與實踐者可能感興趣的方面（言語治療師與馬術治療師的共同合作，可更好地滿足個案的需求）、決定最好的專業「領導」案例。
F	團隊中的每個人充分地觀察個案，實現個案喜歡而有利的治療方法，並向團隊表明，溝通不僅只是說話，而是使一個人在生活的環境中贏得了地位，這意味著個案被重視的價值，他或她能完成治療的使命。

　　言語和語言發展不僅僅是發生在嘴裡。感覺系統和核心力量，軀幹控制和呼吸支持的組織整合是言語和語言發展的重要部分。這不是巧合，通常兒童發展與開始說話，大約在同一時間，兒童的感覺和運動系統足夠他們開始爬行，步行和探索環境。感覺和運動發育在語言和語言發展中很重要。

　　說話是一個複雜的運動任務，需要許多肌肉必須一起工作，以產生不同的聲音，同時需要呼吸的協調與支持。所以馬匹運動的語言治療帶給個案：1、為了使個案有效地「說話」，個案必須具有良好的核心姿勢控制，良好的感覺處理與調節，增加核心肌肉力量，以允許言語生成和語言使用的所有神經生理功能。2、與馬匹和馬術治療導師溝通的同時，增加個案的敏捷性與解釋非語言溝通信號的能力。3、刺激和鼓勵聽覺理解技能的增長。4、提高口語技能的發展。5、治療馬提供的三度空間動態運動可以用於積極影響所有這些神經生理系統。語言治療師能夠將非常標準的語言、語言治療技術與馬匹的律動結合，以促進增強為個案設置的實用溝通技巧，所以在自然和有意義的環境中總是有充足的機會「說話」。

心理治療師

　　心理治療師提供心理和行為的復健服務。心理治療師專注於預防，解決健康差異，其主要目的是在減少心理困擾，並加強和促進所有人口的心理健康。心理治療師專注於服務不同的族群，如老年人，兒童，慢性病患者，以及虐待和創傷的受害者及其家屬。心理治療師與所有年齡的人一起經歷克服精神健康障礙。心理治療師使用各種方法評估和診斷個人的需求，能力或行為，包括心

理測試，面談和直接觀察行為。作為跨學科團隊的一部分，心理治療師與其他健康有關的專業人員合作，並進行應用研究，增加各種醫學環境中實踐的基礎。我個人認為馬匹輔助心理治療（Equine Assisted Psychotherapy EAP）在馬術治療中是跨領域的一大步。現今的醫療體係，分工精細，同一個目標需要不同的專業合作完成。在龐大的馬術治療環境中同樣也發展出人與馬匹共同進行的療癒行為，而不同於個案坐在馬背上的肢體復健。馬匹輔助心理治療是相對新的研究領域，並且以非常快的速度出現。馬匹輔助心理治療在國際上已被認為有良好效果的治療方法。馬匹在這種類型的治療中工作愉快。馬匹擅長於傳達非語言的溝通，是非常社會性的動物，很像人類，馬匹反映了人體語言。為了較深入的報告心理治療師在馬術治療中的角色及對眾多個案的服務，將於第八章中討論。

第六章

馬術治療的適應症及其禁忌

If youth only knew; if age only could

但願少而能知、老而能行

～亨利、艾蒂安Henri Estienne

馬術治療的適應症

　　我們都知道復健是條漫長而辛苦的路。如果可能，馬術治療應該納入綜合物理治療的計畫當中，特別是在強化短期治療課程。

　　馬術治療主要的焦點是放在不同病因的神經運動缺陷上，目的是透過馬匹行走的步態達到運動脈衝的神經運動治療。如此複雜的運動脈衝可能同時影響感覺運動和心理性肌肉神經運動（特別指由精神思想支配的行動），這對於具有相關症狀的個案是有利的。此外，馬術治療也可以改善骨骼和關節功能相關的症狀。

神經運動障礙

　　各種不同病因學的神經運動障礙：

　　中樞神經系統損傷的位置，程度和構件決定了病理狀況的綜合特徵包括：痙攣或無張力的狀態，運動過強——張力過弱或運動過弱——張力過強，受影響的肌肉總是具有病理性緊張，這導致協調和平衡缺陷。馬術治療能穩定肌肉緊張度使其可以被歸化或被控制，並且允許啟動校正的運動模式使潛在的張力改進而被集中存儲。

評估；馬術治療中物理治療的基礎是神經運動性質。在治療神經功能障礙中，可以如下評估馬術治療的有效性：

痙攣：中樞神經元的損傷造成肌肉張力增加，張力過強，馬匹步伐的節奏性脉衝下有利地影響個案肢體痙攣。馬匹步伐的節奏性衝動調節肌肉緊張，從而使最佳起始位置和運動校正成為可能。肌無張力：由於周圍神經元的損傷造成肌肉張力低。在不完全的麻痺，部分神經衝動喪失的情況下，肌肉張力低導致肌肉功能的削弱。脊髓損傷不能受到馬術治療的影響。然而，練習複雜的運動可加強剩餘的肌肉功能。在完全的脊髓麻痺和不可逆地失去肌肉功能的情況下，可以開發代償運動機制。在腿部鬆弛麻痺的情況下，軀幹協調可以在馬匹步伐的節奏性脉衝中，依馬術治療師擺位得到平衡訓練來改善。

運動過強——張力過弱：顯然的是運動功能障礙，高張力（運動失調、手指痙攣、運動形的舞蹈症）和肌肉鬆弛，張力過弱是由於錐體束系統中的損傷引起的。正常化肌肉緊張可以減少運動失調（共濟失調）的不協調和不穩定的運動。馬匹步伐節奏性脉衝的運動促進軀幹的穩定性，從而抑制共濟失調運動，並且改善和協調身不由己非自願運動的目標。消除異乎尋常的運動模式中手指痙攣，進而使肌肉緊張度正常化。同樣的工作原則構成了馬匹所促進修正運動後的有效性。

運動過弱——張力過強：明顯的是缺乏運動（自發性，反應性和伴隨運動的減少），以及肌肉僵硬，常常伴有由於錐體外系統中的損傷的精細和粗大動作節律性顫動。馬術治療通過對肌肉緊張和軀幹訓練的正常化，及正面的影響平衡和步態障礙，在偶然情況下，面對運動的缺乏可以減輕。

馬匹在神經生理學治療的方法中可有效的改善肌肉內張力變化的各種條件（即神經綜合徵）所呈現的神經運動缺陷的特徵性症狀。使其成為用於馬術治療中的經典指標：早期腦損傷（腦性麻痺）、多發性硬化、頭和腦創傷、創傷後神經系統疾病、炎症後神經系統疾病、退行性神經疾患。臨床上經常顯示各症狀的重疊，以及基本功能缺陷的相互作用。馬術治療可以改善影響患者病理的一般狀況和對治療的反應。這些重要的附加適應症如：肢體動覺的、運動規化、觸覺知覺、反應能力、靈巧、身體意識等。在這些情況下，治療不僅應該治療個案已經存在的不足，而且在可能的情況下馬術治療阻緩病理上的發展。尤其適用於兒童早期干預。

馬術治療的禁忌症

　　如果允許跨坐在馬背上但痙攣狀態都不能充分降低，或如果馬匹的運動刺激加重神經學症狀，則禁止使用馬術治療。對於成年人，不能獨立坐（保持平衡）和缺乏頭部控制時也不適合馬術治療。

　　禁忌症與其他所有物理治療領域一樣，在不同的馬術治療中；主要是由醫囑，有責任在治療前了解個案的病情。

　　首先並且最重要的是，必須提及炎症性質的所有骨和關節變化。進一步說：結構異常，形式的改變和從脊柱的生理輪廓固定的骨偏差（Bechterew氏病、脊椎前移、椎間盤手術後的狀況、脊柱後凸）。椎骨之間不充分的緩衝可能導致對脊椎孔的干擾，這危及脊髓。以上所講述的脊柱變化使得馬術治療不可能達到脊柱的矯正和軀幹控制（平衡）的發展目標。馬術治療的前提是需要發展脊柱的生理曲線以及椎間移動有可承受的潛力。必須特別注意唐氏症患者脊柱的狀況；可能存在構成禁忌症的寰椎與樞椎鋤離軸不穩定性。

　　髖部的變化阻礙了馬背上坐姿的放鬆，無論他們是炎症，創傷還是退化病因。髖關節半脫位的程度必須仔細評估。如果是跨越的，或者如果運動刺激造成脫位的危險，則也不建議使用馬術治療。在評估期間必須記住，髖關節肌肉組織的痙攣狀態的減少增加脫位的危險。股骨的頭部必須由髖部窩（槽）足夠地包圍，或者根據具體情況，不能危及足夠圍繞髖部窩（槽）的發育。一般來說，如果骨／關節系統的病理解剖學變化排除功能上正確的補償，並且減少其他症狀的改善，則該骨／關節系統的病理解剖變化是馬術治療的禁忌症。（註：Bechterew氏病是一種炎症性疾病，特別影響背部下部的關節。通常這種疾病只影響連接骨盆和脊柱下部的骶髂關節。）

與運動障礙無關的禁忌症

　　包括：心臟和循環功能不全，具有血壓危險傾向嚴重的高滲性，栓塞（血栓性靜脈炎，血栓形成）的危險，抗凝血液治療中，由馬或其環境引起的過敏，不可克服的恐懼，對繼發性病症的負面影響等。

癲癇患者適合做馬術治療嗎？

　　當回答關於有癲癇發作的個案是否能接受馬術治療時，不要概括地回答。為確保無發作時間間隔所採取的預防措施，該條件是醫學控制的，可以最大限度來減少危險產生，但不能消除風險。本質上，以成年人而言，如果患者的神經系統狀況允許他駕駛汽車，並且如果發作的可能性不大於任何其他神經病患者，則不應有禁忌。以兒童來說，治療之前必須與個案的父母進行病情諮詢。治療師應具備對癲癇的認識與處理技能，這對一個知識專精的團隊當然是必不可少的。我的建議是對需要馬術治療的兒童給予周全的預防措施，並篩選個案癲癇的輕重，伴有癲癇的腦性麻痺兒童或發育遲緩的兒童是可以接受馬術治療的。

實踐建議下馬術治療的幾個疾病介紹

　　神經運動缺陷的治療，無論他們症狀的病因為何，總是基於相同的原理。疾病介紹如下：

腦性麻痺Cerebral Palsy

　　馬術治療必須適合於兒童的發育階段。這意味著鍛鍊計畫必須適應其發展階段的潛力。最重要的是通過抑制異常肌張力和促進正常肌肉功能來治療神經運動系統。感覺運動缺陷和精神運動成分同時得到治療。馬匹提供影響這三個領域的症狀的最佳先決條件。

　　徒手治療技術的使用是預先假定知道神經生理發育潛能以及這些潛在可能受到影響的方式。由Bobath開發的相關治療方案應該被納入到馬術治療。在馬背上實現最佳可能的反射抑制起始位置允許啟動運動訓練和運動模式印記。特別是屈肌內收肌攣縮，必須進行評估；必須仔細檢查是否存在髖關節脫位的任何危險，因此可能是用於馬術治療的禁忌症。由馬匹施加的強烈運動脈衝可以，特別是最初，引起不期望的肌肉緊張的增加，這有時可以通過短伸展的快步（trot）來減輕。為了應用馬術治療，重要的是，兒童具有對稱的座位，並且充分地穩定（個案本身也被要求），則馬匹快步帶有柔軟、安靜、平衡的刺

激以產生神經肌肉本體誘發的功能。馬術治療對呼吸的積極作用可以用於言語治療。口腔的運動功能被激活，並且刺激發音；此外，孩子被激勵以與馬匹形成語言的，或至少是聲音的交流。根據其感覺運動和精神運動效應，應當利用馬術治療的全部潛能。

多發性硬化症 multiple sclerosis

英國醫師Robert Carswell於1838年發現此疾病會在大腦脊髓留下許多堅硬的瘢痕故給這個疾病稱為多發性硬化。多發性硬化（MS）是影響中樞神經系統的疾病（腦和脊髓）的終身狀況。多發性硬化症以不同的方式影響不同的人。任何一個人，每天的症狀都可能有不同的變化。但多發性硬化不會是致命的，大多數多發性硬化症患者的壽命與其他人一樣長。神經細胞有許多樹枝狀的神經纖維，神經纖維的外面包裹著一層叫「髓鞘」的物質，像電線的塑膠皮一樣讓不同的電線不致短路，同時人體的髓鞘還可以加速我們神經訊號的傳導。當這些髓鞘被破壞後，我們神經訊號的傳導就會變慢甚至停止。（台灣多發性硬化症協會楊智超）。多發性硬化症有廣泛的可能症狀。一些最常見的新診斷是人會覺得疲勞，走路比以前不穩，皮膚不尋常的感覺（如針刺或麻木），思維變得緩慢，或也有視力的問題。多發性硬化的原因尚未得到很好的理解，但似乎許多不同的因素加起來觸發的條件。其中一些因素在我們周圍的世界如包括缺乏陽光和維生素D。

脫落髓鞘的零星斑塊可以發生在中樞神經系統中的任何地方，並且因此可以導致神經系統的各種病理狀況。運動障礙是主要的影響，像是腿部的痙攣、共濟失調，單癱或偏癱或截癱表徵運動缺陷等。這由多種神經病變引起的症狀可以同時發生。物理治療和馬術治療能使多發性硬化症的嚴重性降低與減緩。

重要的是考慮到多發性硬化症的進展的特徵在於緩解期，隨後是症狀惡化期。因此，物理療治療計畫不能基於既定的缺陷，而是必須預期病症的持續嚴重，並因此預測患者的持續情況。只要這種疾病的原因仍然未知，不確定性將持續。治療首先必須考慮到不要對患者過分強調疾病。治療中任何過度的施力都可能引發惡化以及繼發性疾病。在物理治療復健過程中身體被過度施力的危險是真實的，因為患者傾向於假裝和需求更多的物理治療復健，而患者自身並不能夠負荷。而馬術治療期間如果患者的疲勞不能通過在馬背上鬆弛階段的緩

解，則馬術治療的這節課就必須提前停止。

多發性硬化症需預防繼發性疾病。馬術治療不干擾多發性硬化症的急性期，如尿道感染等，因此馬術治療應當暫停，直到身體恢復為止。腎臟和膀胱感染是進一步的禁忌症。另一方面，神經源性膀胱問題可能對於馬術治療反應良好，顯然是因為節律性影響和將馬匹身體的溫暖（正常馬匹體溫比人高一度）傳遞到患者的座位區域。必須仔細檢查長期可體松治療是否導致骨的去礦化作用，即骨質疏鬆症，這導致更大的骨折風險和自發性骨折的可能性。因此，骨質疏鬆症也是禁忌症。

馬術治療師必須意識到，在治療期間立即減輕痙攣可以導致腿部的虛弱。一個病人，治療前可以站得很好，但治療後下馬時，要移動病患痙攣的雙腿時，將可能會發現他雙腿的力量已消耗殆盡，馬術治療師和助手必須通過支撐他，通過伸直他的膝蓋並將他安置在輪椅上來幫助病人。馬術治療坐姿產生的壓力敏感性必須仔細監測，因為它們可以很快導致皮膚潰瘍。必須注意確保鞍墊總是平的，患者的衣服柔軟光滑，並且沒有硬的接縫。

創傷性腦損傷 Traumatic brain injury

創傷性腦損傷是一種意想不到且嚴重致殘的事件。馬術治療師使用馬匹的運動作為治療干預或支持。產生多模式感覺輸入通過馬匹的節奏行走在患者中產生適應性反應。運動和非運動改善鞏固部分取決於運動的一致性。在任何嚴重程度的創傷性腦損傷的患者表現出來認知和情感困難，即使沒有運動或感覺缺陷。創傷性腦損傷後的康復是一個複雜的過程，因為患者的個人需求隨時間而變化並取決於創傷的嚴重程度和類型。典型的馬術治療包括一個初始階段動作肌肉鬆弛和姿勢調整完全反應在馬匹的運動，隨後是位置變化和活動。利用圓形或S形，馬術治療師可以挑戰側向重量偏移和中線姿勢控制；通過延長馬匹步幅以更大的運動幅度的傳輸患者骨盆和軀幹；通過加速／減速行走挑戰預期或反饋姿勢的控制；通過走步將預測性視覺環境提示納入其騎乘中等等。此外，馬後肢強大的推力提供增強前庭和本體感覺刺激而提高身體意識，同時重複姿（坐姿）勢的微調幫助患者獲得更規範的中線感，對稱承重和身體形象。作為一個整體，強化誘導的感覺運動領域促進和互動與執行功能相關的機制認知（記憶，注意力，執行功能，速度信息處理）領域（社會態度，動機行為，職能治療師，心理運動，語言

病理學家，臨床心理學家和其他人）。同時，馬運動提供多個輸入，刺激步態，平衡，姿勢控制和協調。並定向更好的姿勢控制，上下肢協調，靜態和動態平衡，肌肉加強和步行模式。軌道複雜性逐漸提高。利用騎術來發展身體的空間取向平衡反應。馬術治療干預提供了創傷性腦損傷患者復健的正向支持。事實上，多感覺輸入產生平衡，穩定和規律的獨立運動，患者的感知被認為是自我身體形象和想法的重建增強經驗有密切的相關性。

脊柱裂 Spina Bifida

脊柱裂字面的意思是「分裂的脊柱」，脊髓和脊椎在嬰兒的發育中其脊椎留下間隙或裂口，這個缺陷會使未發育成熟正確的脊髓形成，有可能糟受到損壞，而影響中樞神經系統；中樞神經系統由大腦和脊髓組成。所有活動由大腦控制，其通過觸覺，視覺，聽覺，味覺來接收信息，啟動身體的不同部分的適當運動來回應於該信息。來自大腦的信息通過沿著脊柱中心延伸的脊髓被運送到身體的不同部分。這種對身體的通信系統非常重要，需要保護。而脊椎由33塊骨頭或椎骨組成。椎骨具有兩個主要功能：一個是為肌肉提供固定，使得我們可以隨著大腦決定移動到那些肌肉。另一個是為脊髓提供保護。神經管是在中樞神經系統和脊柱發育受孕後的第14天和第23天之間形成。當神經管未能正確關閉時發生脊柱裂。椎骨也不能在脊髓的受影響部分周圍的完整環中閉合。這在人的背部留下間隙，涉及一個或多個椎骨。缺損可能發生在一個或多個椎骨中，通常見於背後腰部附近。

馬術治療取決於疾病的程度和位置。椎管的不完全閉合引起隱匿性脊柱裂，腦膜炎，骨髓性腦膜炎或腦膜囊腫。脊柱裂通常幾乎沒有症狀。如果第五腰椎的棘突壓在骶骨的開放椎弓上並因此引發疼痛，那麼馬術治療可以是有幫助的並且可以毫無問題地進行。對患有神經運動障礙的兒童更有益。然而，必須仔細評估損傷的水平以及脊柱和骶骨交界處的水平。如果靜態應力以及椎體的壓縮和旋轉可能導致機械損傷，則不完全的椎弓和骶骨和椎體的病變是不宜接受馬術治療。

這些兒童的另一個常見的問題是腦積水引流，腦積水引流經由導管排出液體來降低腦室中的壓力。這有可能將腦室與例如心臟的心房連接的這種分流器帶來感染，堵塞導管及其脫位的危險。馬術治療師必須在每次馬術治療期間注意孩子與分流有關的症狀，例如：疲勞、噁心、減緩、頭痛，明顯的行為變

化。研究顯示，馬術治療對脊柱裂的兒童受益匪淺。然而，進行馬術治療時，對所有嚴重的禁忌症必須特別仔細地評估權衡。

先天性四肢畸形 Dysmelia

先天性四肢畸形可以由異常基因的遺傳、懷孕期間的外部原因（非基因遺傳）、致畸藥物引起肢體壞死的沙利度胺或環境化學品、電離輻射（核武器，放射性碘，放射治療）、感染、代謝失衡等因素引起。嚴重程度從單側周圍畸形變為不存在雙臂或腿。先天性四肢畸形總是導致軀幹功能和脊柱姿勢與其所有隱含的牽連。對四肢的損傷越大，其不利影響越大。治療的目的主要是生理性軀幹功能的發展。在腿部畸形的情況下，骨盆的步態訓練必須是仔細地詳盡描述，並作為軀幹扶正和協調的先覺條件。同時，可用的肌肉被訓練以實現補償功能。馬術治療可以幫助使受影響的人參與運動，例如騎行，並且可以為患者提供盡可能的身體和精神上的補償機會。馬術治療師的治療計畫與目標迥然不同於騎馬運動，這有明顯和嚴格的區分。

斜頸 Wryneck（Torticollis Spasmodicus）

先天性斜頸是局部性肌張力障礙，包括單側攣縮，胸鎖乳突肌的明顯硬化，導致下巴轉向相對側，頭部朝向病變旋轉；斜頸伴有面部肌肉發育不良，病因並不清楚，可能由於在子宮內或生產期靜脈引流創傷，引起面部和頭骨的不對稱發展。先天性斜頸是頭頸部肌張力障礙的各種病症的常見術語，其表現為以運動方向的水平或垂直。頭部往復運動可以相等（如在震顫中）或不相等（即，具有緩慢恢復的頭部和頸部的快速克隆運動，稱為痙攣）。先天性斜頸導致頭部和頸部在傾斜，旋轉和屈曲中的固定或動態姿勢。胸鎖乳突肌，斜方肌和其他頸部肌肉的痙攣，通常在一側比另一側更突出，引起頭部轉動或傾斜。頭部傾斜經常發生於緊張性成分。其中頭部移位，耳朵從同側頸部肌肉中增加的張力朝向肩部移動。另一種是旋轉斜頸，其頭部的部分旋轉或扭轉沿著縱向軸線發生。在前錐體中，頭頸部保持在前彎曲，前頸部肌肉的張力增加；頭部和頸部在後部頸部肌肉中具有張力增加的緊張度，造成過度伸展。許多患者既沒有簡單的旋轉也沒有痙攣運動。事實上，幾個患者俱有運動的組合，不是作為簡單的震顫，而是作為對肌張力障礙運動控制的反應。病因和症狀可以

廣泛不同，神經症狀在性質上是運動不足或主要是多動性的。通過肌電圖分析肌肉損失，再決定馬術治療前必須準確地評估神經病症。最常見的斜頸的形式中，頭部被拉向左側或右側，因為胸鎖肌肉系統的功能障礙。結合旋轉和頭部傾斜的形式出現頻率較低。附屬神經的異常張力調節影響胸鎖乳突肌和梯形肌。

　　治療方法取決於頭部到一側的「痙攣」固定是否是由於對側肌肉缺乏肌張力的結果。如果是這種情況，治療嘗試在受影響的肌肉組織中發展張力並放鬆頸部的收縮側。這種類型的運動刺激通常可以在馬背上通過快步（trot），由馬後肢小腿伸展來實現。快步需要患者對稱地坐著，而馬匹俱有快步的流暢性。快步（Trot）刺激了軀幹的左／右對角線運動的快速變化的序列，以及頸部的逆向運動。通過騎馬和橫向運動可以獲得進一步的強化。這預先假定在患者的部分上具有正確的坐姿，正確的脊柱以及脊柱在各個水平處的微妙的旋轉和同心旋轉運動的能力。馬術治療師利用馬匹蛇形或S型步伐，使頸部收縮側～「內側」的行走結構通過個案為抵消離心力而進行的平衡調整來刺激「外側」頸半部的低肌張力。當個案的收縮側在外側時，運動刺激具有不同的效果，不對稱的校正位置也可能有幫助；這裡的目的是拉伸縮短的肌肉。因此，建議頻繁且相對快速地改變方向，包括側向運動，以及如果可容許的話（馬匹與個案的體力），延長快步的治療時間。

脊髓灰質炎Poliomyelitis（小兒麻痺）

　　脊髓灰質炎俗稱小兒麻痺是一種致殘性和潛在致命的傳染病。它是由脊髓灰質炎病毒引起的。病毒從人傳播到人，並且可以侵入受感染的人的腦和脊髓，導致癱瘓。約有四分之三的脊髓灰質炎病毒感染者會有流感樣症狀，可能包括：喉嚨痛、發燒、疲勞、噁心、頭痛、肚子疼，這些症狀通常持續2至5天，然後自己離開。較少比例的脊髓灰質炎病毒感染者會產生影響腦和脊髓的其他更嚴重的症狀：感覺異常（針刺的感覺在腿）、腦膜炎（感染脊髓和／或腦的覆蓋）、麻痺（不能移動身體的部分）或手臂。麻痺是與脊髓灰質炎相關的最嚴重的症狀，因為它可導致永久性殘疾和死亡。馬術治療對於脊髓灰質炎對脊柱影響引起的四肢肌肉鬆弛或麻痺有重要的治療價值。神經損失本質上不受影響。治療目標是實踐和改善補償性肌肉活動。病理學評估顯示，除了不可逆的萎縮組織外，馬術治療對所謂的後脊髓灰質炎缺陷綜合徵（後小兒麻痺徵候

群）提供了積極的復健療效。肌肉的這些部分仍然具有補償能力。在此情況下密集的馬術治療訓練，應該充分利用剩餘的肌肉功能中所給予有效的補償能力。

帕金森氏症 Parkinson's disease

帕金森氏症是一種慢性中樞神經系統退化的疾病，主要影響運動神經。發病原因目前尚不清楚，它的症狀通常隨時間緩慢出現，早期最明顯的症狀為顫抖、肢體僵硬、運動功能減退和步態異常。非運動症狀的帕金森氏症患者產生自主神經系統異常、神經精神病患，包括情緒、認知、行為和思想改變，感覺和睡眠障礙等。目前沒有已知的治療方法可以阻止或逆轉導致帕金森病的神經細胞的分解。但有很多治療，可以幫助減緩帕金森病人的症狀，提高帕金森病人的生活品質。帕金森病的治療包括：

藥物：如左旋多巴和多巴胺激動劑。這是帕金森病的最常見的治療方法。

手術；當藥物不能控制帕金森病的症狀或引起嚴重的或不良的副作用時，可以考慮腦手術，例如深部腦刺激。

言語治療：治療師利用呼吸和演講練習，以幫助個案克服在晚期帕金森病中發展的輕柔，不精確的言語和單調聲音。

物理治療：治療師可以幫助個案改善你的行走和降低你的跌倒的風險。

職能治療：治療師可以幫助個案學習新的方法來做自己的事情，用以維持更長的獨立生活。

馬術治療：給予密集的馬術治療訓練是所有個案治療的重要部分，前所述個案的利用呼吸、改善行走、學習新方法均適用於馬術治療的策略與方法。逐步減少個案增加僵硬，慢行，震顫和運動不能的沉重症狀。研究經驗顯示，一些成功的年輕患者在還沒有嚴重運動不能時，馬術治療對症狀的緩解有顯著的鬆弛和舒適的改善，矯正的軀幹，減輕肘關節的屈曲和改善骨盆和髖關節的移動性，有利地影響步幅長度。在治療結束時，個案面部表情有相當大的顯著改進。個案對馬術治療後的改善感到高興。治療必須非常仔細地進行，因為傳遞的擺動脈衝容易超過患者的運動耐受性，並且因此可能加重症狀。帕金森病患者清楚地表明對馬匹運動的恐懼比多發性硬化症患者或創傷後殘疾人更大。就目前可以判斷的情況來說，在相對較少的情況下馬術治療更要有耐心兼顧個案的心理和精神層面。

第七章

馬術治療師的第二堂課～實務

馬，蹄可以踐霜雪，毛可以御風寒。齕草飲水，翹足而陸，此馬之真
性也⋯⋯⋯⋯

〜莊子

　　我想信你已經熟悉了（雖然不是十分）馬場的大小，設計好上課所需要
的教材和道具，馬匹的選擇，以及怎麼樣將布墊平坦地放在馬背上，確認肚帶
（surcingle）鬆緊，和向外延伸到馬廄清潔，給馬兒沐浴，享受人與馬匹另一
種無為的關愛。你站在馬場中央，腦海裡閃爍著今天要給治療小朋友種種的課
程訓練以及相互的感性溝通與理解，好好把握治療時光。你是一位物理治療師
或職能治療師，對兒童的復健已有相當的知識與徒手治療的經驗，如何將所學的
技能與馬術治療的特性完全融合，從而提供身心障礙兒童另外的復健新領域。

　　馬術治療，是馬匹物理運動的特質，被用於治療神經系統或其他殘疾患者
的馬匹輔助。這通常是在具有馬知識的物理治療師或職能治療師的直接監督下
進行的。通過使用馬匹作為治療方式，治療師試圖促進正常肌張力和抑制異常
姿勢。治療師利用各種擺位的姿式達到治療要求。例如個案面向馬匹的坐姿、
側坐、仰躺、伏臥、膝蓋彎曲跪姿。相信馬匹有節奏，三度空間擺動的運動可
以增強平衡，協調和動作發展。治療的個案不僅包括腦性麻痺兒童，還包括患
有關節炎，多發性硬化，頭部損傷和中風的個案。對於腦性麻痺兒童，馬術治
療使用Rood以及Bobath所提出：神經發展治療概念用於神經肌肉功能障礙的個
體和本體感覺神經肌肉促進的基本原理。相信馬術治療可以減少這些孩子上肢
的痙攣狀態，維持和增加運動範圍。

　　為了實務工作的理論基礎做為磐石，以下參考幾篇文獻，以增加實務的功

效和執行的依據。

Bertoti（1988）採用重複測量的設計，評估了11名兒童的姿勢變化，在馬術治療期間發生顯著改善。例如降低的高滲性以及改善的負重和功能平衡技能。這些研究結果代表了第一個客觀報告，馬術治療可能對痙攣性腦性麻痺兒童的姿勢有益。

Hammer和同事（2005年）評估馬術治療可能會影響平衡，步態，痙攣狀態，功能強度，協調，疼痛等。評估量表包括：肌肉緊張量表（Scale for Muscle Strength）、日常生活活動（activities of daily living ADL）。物理評估量表：Berg平衡量表（Berg balance scale），Ashworth量表（modified Ashworth scale），肌肉功能指標（Development and Evaluation of the Index of Muscle Function），Birgitta Lindmark運動評估。自我評估的措施包括：疼痛的視覺模擬量表（visual analog scale VAS），醫學研究短期健康調查（Medical Outcomes Study 36-item Short-Form health survey SRLMT）的量表。結果顯示，10個受試者在一個或多個變數中的改善，特別是平衡，並且在疼痛，肌肉緊張和日常生活活動中也觀察到一些改善。SF-36的變化大多為陽性，8例患者的角色情緒有所改善。這些研究得出的結論，平衡和角色—情感的變數是最常見的改善，但馬術治療似乎受益於不同的受試者。

Casady和Nichols-Larsen（2004）研究馬術療法是否對腦性麻痺兒童的一般功能發育有影響。該研究採用重複措施設計，使用兒童殘疾評估（Pediatric Evaluation of Disability Inventory（PEDI）和總運動功能測量（Gross Motor Function Measure GMFM）10名腦性麻痺兒童參與，本研究的結果表明，馬術治療對兒童腦性麻痺功能運動表現有積極的影響。治療策略對具體的功能、技能沒有進行調查。

Liptak（2005）綜述中指出，儘管對於馬術治療的研究已經對身體結構和功能產生了有益的影響，但仍然存在未解答的問題。例如，目前尚不清楚腦性麻痺兒童在馬術治療中的「劑量」是多少，或什麼是馬術治療中最佳的「干擾頻率」。

Lechner等人（2007）研究了馬術治療對脊髓損傷（SCI）痙攣和精神健康的影響得出結論，馬術治療比跨坐滾筒鞍韉或搖擺座椅暫時減少痙攣更有效率。馬術治療對受試者的心理健康有短期的積極作用。這項研究的主要缺點是

其樣本量較小，而且對於痙攣狀態而言，馬術治療沒有長期的影響。

　　Sterba（2007）報導了腦性麻痺檢查證據，並得出結論，馬術治療有效地提高了運動技能的總體水平。然而，評估和傳播中心（Centre for Reviews and Dissemination CRD, 2008）對此次證據審查的批判性評估表明，「鑑於包括研究和審查在內的兩種方法的局限性，這些結論應謹慎思考」評估和傳播中心發現關於研究選擇，數據提取和質量評估過程的信息不足，以確定這些是否由多個評審者獨立進行，「因此不能排除偏見的可能性」。評估和傳播中心指出，所包含的研究中顯示的方法學限制是：除了腦性麻痺以外，包括發育障礙參與者，缺乏統計分析，樣本量小，使用尚未被證明是可靠或有效的結局指標，以及可能性的偏見。評估和傳播中心發現，在解釋結果時，似乎沒有充分考慮到學習質量和學習設計。

　　約翰遜（2009）分析了身體活動對發育障礙青年的好處。共3,263人次。包括有關定期檢查身體活動對年齡在0至20歲發育障礙的青少年的影響的系統評價和文章。證據表明，發展障礙的兒童和青少年通過參加團體運動計畫，跑步機訓練或馬術治療獲得健康益處。作者指出，需要進一步的研究，其具有更大的科學嚴謹性，包括更大的樣本量，對照組和嚴格的可複制的方法。需要更多的科學證據，特別是結果測量的對照研究，以確定用於治療腦性麻痺的馬術治療方法的有效性。

　　Bronson等人（2010）回顧了用於改善人體平衡的干預治療的證據。搜索了大量電子數據庫，尋找有關馬術治療，MS和平衡的文章。作者得出結論，馬術治療對MS患者的平衡有積極作用，並具有提高生活質量的附加益處。他們表示，數據有限，進一步的研究將導致更多的知識庫，並有可能增加用於治療康復方式的馬術治療的可及性。

　　Zadnikar和Kastrin（2011）以綜合分析方法對馬術治療的腦性麻痺兒童姿勢控制或平衡的影響。從數據庫開始到2010年5月的多個在線數據庫的系統搜索，確定了相關研究。包括：定量研究設計、對馬術治療關於姿態控制或平衡影響的調查，所選文章以質性研究為主。治療效果被編碼為二分性結果（陽性效果或無效應），並以優勢比（OR）定量。作者得出結論，8項研究發現，在馬術治療期間，姿勢控制和平衡得到改善。儘管他們的調查結果可能受到相對較小的樣本量的限制，但結果表明，馬術治療能改善腦性麻痺兒童的姿勢控制和平衡。

　　Whalen和Case-Smith（2012）研究了用於腦性麻痺兒童運動結果的馬術治療的有效性。雖然目前的證據水平較弱，但綜合發現，4歲以上痙攣性腦性麻痺兒童，總運動功能分級系統（GMFCS）一到三級兒童可能對運動功能的影響有顯著改善。當然作者也提出，目前關於馬術治療文獻是有限的。需要使用特定方案的大型隨機對照試驗（randomized controlled trials RCT）來更明確地確定馬術治療對腦性麻痺兒童的影響。

　　在一項試點研究中，Cerulli等（2014）評估了馬術治療在乳腺癌倖存者中的生理和心理作用。乳腺癌治療至少6個月結束的20名女性（平均年齡45.61±2.71歲）先後進行了篩選方案，以證明其參加非競技性運動的資格。作者得出結論，馬術治療對生理和心理措施都有積極影響，提高了乳腺癌倖存者的生活質量。他們表示，這些結果提出了非醫療環境下癌症後康復干預策略的新方法。

　　Del Rosario-Montejo等（2015）指出，馬術治療用於精神運動遲緩的兒童。這些研究人員研究了運動功能的發生與其他接受治療的患者的心理運動能力相比，並分析了這種改善如何影響一般健康狀況和生活質量。該研究包括11名精神運動發育遲緩的兒童（年齡8.82±3.89；6男孩，5女孩）。主要研究變數是運動功能（GMFM-88）和感知生活質量（兒科生活質量量表Pediatric Quality of Life Inventory, PedsQL）。此研究觀察到在初始和最終測試之間以及中間和最終測試之間GMFM-88的總體結果存在顯著差異。關於PedsQL生活質量標準，沒有統計學上的意義。作者得出結論，在整個干預過程中記錄了運動控制的顯著變化，這表明在精神運動發育遲緩的情況下，馬術治療可能是適當的治療。

　　Dewar等（2015）評估了可能改善腦性麻痺兒童姿勢控制的運動干預措施的療效和有效性。研究者使用美國腦性麻痺和發育醫學院（American Academy of Cerebral Palsy and Developmental Medicine AACPDM）和系統評價和多元分析（Preferred Reporting Items for Systematic Reviews and Meta-Analyses PRISMA）方法的首選報告項目進行了系統評估。使用以下關鍵詞搜索6個數據庫：腦性麻痺、腦損傷、姿勢平衡干預、運動治療。五項干預措施得到中等程度的證據支持：大型運動任務訓練，馬術治療，無體重支持的跑步機訓練，軀幹目標訓練和反應平衡訓練。作者得出結論，在過去十年中，使用基於運動療法改善腦性麻痺兒童的姿勢控制已經顯著增加。改進的研究設計為廣泛的治療效果提供了更多的清晰度。此外，他們指出，需要進行研究來建立姿勢控制障礙，治療方

案和結局指標之間的聯繫。還需要探索低負擔，低成本，兒童參與和主流干預措施。（註：SF-36是衡量健康狀況的一種度量表格。）

你站在馬場的中央

回到馬場，準備上課，你用心細的雙眼過目室內馬場四周：今天天氣晴，微風拂面，上午十點，陽光由你左邊東照，所以你知道馬匹走在反方向時，可能馬背上的兒童會被太陽照到眼睛，如是一些治療性的活動會設在另一邊（或中央位置）。領馬員帶馬入場的同時，個案可可（假名，六歲，痙攣型腦性麻痺）已由他的媽媽推到塲邊（馬場的設備基本上有一個斜坡，使推輪椅的個案順利到達平台，平台的高度略與馬背平齊），由兩位陪騎者牽著手。當然在你進馬場前已跟可可和他媽媽打過招呼，了解可可今天心情不太好，因為出門前忘了帶心愛的布娃娃閃閃。你跟他說今天上課能把老師要求的動作做好，下課後，老師會建議可可的媽媽買個冰淇淋給可可。可可上馬之前你已再一次確認馬匹肚帶（surcingle）的鬆緊。

上下馬

大多數的情況下使用斜坡來幫助個案轉移到馬背上，特別是嚴重步態障礙的個案。如果個案仍然有足夠的活動能力，他可以站立，同時用雙手支撐自己的身體，治療師可以協助個案的右腳跨過馬背輕輕的坐下。輪椅個案坐在馬身邊臉向馬頭方向，治療師將個案右腿抬起跨過馬頸上方，漸漸支持個案坐正，胸部挺直。個案在上馬階段很容易發生痙攣，那麼治療師需巧妙的降低個案胸部的低姿式，可以實現跨騎所需的外展程度。

在嚴重腿部痙攣的情況下，如果個案在輪椅上被幫助後，站在平台上轉動180度，使他的背對面在馬邊。在嚴重痙攣的兒童中，如果孩子如麵粉袋式的躺在馬背上的，馬匹行走3～5分鐘，就可以放鬆和改善肌長力然後再要求個案的坐姿。在這個階段，馬背上的兒童必須由陪騎者保護。物理治療師可以通過肢體運動增加放鬆位置的有效性。在上馬的過程中，馬必須絕對可靠地站立。領馬員面對馬頭，雙手扶支在龍頭二邊，站立在馬頭前安撫馬，使馬保持

冷靜，必要時用手力和聲音。下馬；馬也必須靜靜的站立。這時因為緊貼平台或重量變化而使馬匹有不習慣的感覺，不要刺激馬，也不要觸發馬匹逃跑的行為。個案從跨坐姿式的位置，側返回側坐姿式，由此右腿抬起跨過馬匹的頭頸部。經驗豐富的治療馬在這個階段會降低了馬匹自己頭部。在幫助個案站立之前，確定個案雙腳平行站立，才能承受個案身體的重量。雖然物理治療師提供幫助，但也應該為個案提供適當的手持（如輪椅或助行器）。個案自己也應該盡可能的依自己的能力下馬。在下馬的過程中應盡可能保持治療中改善的姿勢。治療師需要利用5分鐘的時間教導腦性麻痺兒童正確行走的步態，使能有效學習馬背上神經傳導的記憶，做步態的改善。理想情況下，也可以使個案放鬆躺下，給予如呼吸控制和放鬆意識的指導。

可可的治療是沒有用馬鞍，你考慮到可可需要自己的神經誘發出肌肉的力量，還不需要增加他運動的耐受性，而馬鞍可能會導致肌肉緊張狀態的不必要的變化，這些變化進一步加劇轉移到個案的運動幅度。在平衡反應還要加強的同時，擺動脈衝的放大是稍後才需要學習的課程。沒有馬鞍治療的優點是，溫暖通過馬匹直接與個案大腿內側接觸而轉移到個案，同時馬匹身體的溫度比人高一度（37.5度）。運動的轉移可以直接感覺到，馬匹肌肉運動變得可以感覺到，馬重心的深度位置提高了個案的平衡反應，以及馬和個案重心的相互調和。壓力和反壓力，動態賦予，同時傳熱產生根本的治療效果。因為這些重要因素，只要患者和馬允許，腦性麻痺兒童的馬術治療應該以沒有馬鞍為主。當然馬鞍也是有用的，馬鞍厚度增加了到馬重心的距離，從而作為延長的槓桿，使馬背的動作更加明顯。如果特定的治療目標是增加個案的運動耐受性，那麼擺動脈衝的這種類型的放大是可取的。

馬鐙的使用

如果從骨盆傳出的脈衝，刺激腿部不受控制的波動，亦即如果它們刺激持續的運動或迴避熟練謹慎地移動的機動，那麼腿部應該需要有馬鐙的支持；這在運動失調（肌肉）的患者中常會遇到。由於癱瘓所引起個案腳部非自主性的擺動（截癱、半身不遂），軀幹和髖關節對腳重量的抵消伴隨著令人不愉快的拉緊（痙攣）。在顯著不對稱的情況下（痙攣性偏癱），也建議使用馬鐙，以達到開始治療的最佳可能位置。馬鐙的長度由痙攣程度來調整。適當長度的馬

鐙使得髖關節在平衡的坐姿上，不會感覺到壓力或疼痛，同時個案的大腿應該盡可能地環抱馬匹腹部；馬背部的支撐區域將允許最佳的坐姿位置。請注意，在馬鐙中不要產生反壓力（通過施加比腿的重量更多的壓力），因為這可能導致不希望的反應，例如抽筋。

在腿部鬆軟的情況下（肌張力過低），馬鐙應調整為與腿的長度相等，就像盛裝舞步上的要求一樣：腿部的重量應該被支撐，髖關節的應變減輕，坐姿的安全性增加雙腿擁抱馬匹的身體。在所有情況下，必須使用防止腳部滑出的安全鐙箍（例如腳趾靴）。

不用馬鐙

如果個案能平衡的坐在馬背上，他的腿靜靜地環貼在馬腹兩邊，沒有不受控制的運動，那麼我們覺得，馬鐙就沒有必要使用。作為治療的一個理想的組成部分，你應該考慮由馬步態的刺激脈衝傳導在個案腿部柔和的運動。總而言之，腿應該穩定，這樣做是改善軀幹訓練：腿部活動傳達到骨盆，並從那里傳遞到脊柱，這自然影響軀幹。

起始位置

最佳的起始位置是優化移動性改進的先決條件。為了改善軀幹控制，肌肉緊張必須先穩定下來。這是通過兩腳叉開的跨坐及其反射抑制組件啟動的。臥姿可以減輕脊柱的重量，彎曲髖關節，讓手臂掛起並放鬆肩膀，以及將頭部（臉頰放在馬臀部上）也可以達到肌肉放鬆。仰躺在馬背上是另一種放鬆的方法：脊柱的承重減少，髖關節伸展，肩帶和手臂都柔軟放在個案身體兩傍，並告訴個案將頭部的重量全「放下」在馬背上。跨坐、臥姿、仰躺都有助於使肌張力正常化。在仰臥位，馬在溫柔的步行中，患者脊柱的形狀可以修改，因為脊柱越來越符合或至少試圖符合馬背部脊柱曲線的平坦化。這些治療的擺位（姿式）有助於建立最好的治療方法。

如果沒有疼痛引起牽引（抽筋），或不對稱的單側症狀，雙腿可以自由地垂下，此外，節奏性骨盆運動，不能造成刺激，應該避免導致反應性擺動的機轉，也不應該造成它們刺激不受控制和增加腿部擺錘般的腿部波動。這些大多發生在腦性麻痺的兒童。雙腿的這些不尋常的獨立運動，破壞了坐姿平衡，

骨盆運動，脊柱校準以及胳膊和腿部協調。再叮嚀，如果腿部的重量由馬鐙支撐，則可以避免這種情況。痙攣通常在雙腳的某一邊更為顯著，甚至需要更長的馬鐙。馬鐙的長度由顯著痙攣的腿來要求。中度屈曲是最有效地減輕了髖關節的應變。馬鐙上的壓力至多等於支撐腿的重量。更多的壓力可能導致反應性運動，導致痙攣狀態的增加和抽筋的發生。髖關節過度的屈曲將影響坐姿的深度。肌肉運動失調的情況也是相同的。如果髖關節允許，則應調整癱瘓腿的馬鐙，使腿部稍微彎曲，或是說盡可能拉伸，從而形成盛裝舞步所需的長度。這樣可以使腿的部份能更好地搭配在馬匹的身體，形成一個更安全的坐姿。無論何時使用馬鐙，防止腳部滑動的安全措施至關重要。

由於痙攣狀態，肩帶和手臂處於不正確的位置，可能受到反轉動的影響。如果手臂向內轉動並且肩帶延長，則可以通過手臂的向外旋轉，手掌向上轉和肩帶的收縮來啟動校正。

頭部位置，個案缺乏頭部控制，必須由坐在兒童後面的物理治療師控制坐姿。頭部控制不良在馬術治療中僅適用於兒童。由於運動障礙引起的位置不正確，可能會在嘗試拉伸受影響的肌肉組織時仔細移動頭部，從而影響其位置。

我的老師Barbare 曾再三的告誡我們，並語重心長的說：非有萬全的準備不要輕易的使用此方法治療腦性麻痺兒童。筆者再次叮嚀所謂萬全的準備包括：你夠專業有能力騎坐馬背徒手治療行進中的兒童？你團隊的每一位成員都有專業能力？馬匹的背，能輕鬆的負載二個人？馬匹背部肌肉有力量維持二個人的重量而能保持平衡的步態？你能夠清楚的知道馬匹神經傳導的脉衝能直接地給到馬背上的兒童？馬匹脊柱有受過傷？脊柱是否有壓痛點？好，你可以上馬為個案治療，但再思考一下；馬場四週的環境以及意外發生時緊急處理的狀況準備好了嗎？。

所有姿勢校正可以通過有目的的仔細「輕輕拍」來支持。此手動輔助非常有效。在感知和反應方面，個案的感覺集中在接觸的區域。如手掌輕微地觸摸身體，如一個眼神的傳遞。柔和的敲擊或輕微的壓力增強了馬術治療的效果。相對於假設的規範，實現最佳起始位置首先要求肌張力的正常化。此外，關節必須能夠承擔所需的位置。我們建議不要使用矯形輔助器（支架等），因為它們的機械功能妨礙動態的運動刺激。而且，支撐腿部的突然痙攣或錐體痙攣可能導致支架以不習慣的方式接觸馬，引起負面反應。個案的最佳起始位置本質上與騎手的正確坐姿是相同的，馬匹和個案的重心是和諧的。

軀幹協調

　　向前移動的馬匹賦予的擺動脉衝的節奏應對「協調行動」。運動刺激可以通過增加速度，給予停止和前進訓練個案的平衡，以及通過在方向改變（蹄跡線上的直角轉彎、S型或8字型）利用離心力和向心力來增強平衡。當馬在直線上移動時，軀幹協調更容易，當它改變方向或被轉入角落，圓形，S形或蛇形狀時。轉彎中的離心力使身體，即其重心到向外移動，將更多的重量放在個案外側的坐骨上。對重心進行姿態矯正，即對於馬和個案重心的對齊，要求軀幹向中線重新平衡，同時避免將重心移動到內部的相反反應，造成曲線傾斜線。通過臀部塌陷彎曲成曲線同樣是錯誤的。協調過程需要從外部一半（外部，相對於馬所在的弧形的想像中心）更微妙的表現。由於這個原因，當「較差」的一邊在外方時，特別是如果個案這一邊腳是低張力的話。具有不對稱情況的個案會有更多的保持平衡的難度，也會顯示出較多的錯誤反應。當個案成功地積極糾正這種「掛到外」的位置時，已經實現了治療效果。建議在個案「較好」一側，即受影響較小的一側開始治療，從而更有效地開展軀幹協調的對稱發展。期望通過利用離心力使個案的痙攣側獲得伸展，並且只有在開始對稱姿勢矯正之後，才能將坐姿歸於平衡。

　　單側症狀的個案俱有多種變化並經常出現矛盾的騎乘曲線。總體而言，這可以通過上述觀察來解釋。但是，必須提到的是，每一匹馬的兩側都不相等，所以馬匹習慣使用好的一邊。因此治療師應有能力和諧地要求達到馬匹軀幹協調的能力，同時也可以對個案的軀幹協調產生影響，特別是在不對稱症狀的情況下。雖然治療師在決定哪一方首先接受處理功能分析並提供的指導方針時，但最終必須為每位個案的能力做最佳治療方案。物理治療師必須心中有數，知道個案所需要的方向變化，比個案本身了解的多得多，而且盡可能避免無意的彎曲（蹄跡線上的直角轉彎、S型或8字型）。這也就是為什麼腦性麻痺兒童在執行馬術治療時，馬場中只允許一匹馬兒在工作。

　　重要的是要持續觀察馬匹的運動是否威脅或超過個案的運動容忍度，因為在這種情況下，可能需要間歇性放鬆位置（當然它也是治療的策略）。也可以通過改變擺位姿式，例如：面向後方和側坐來實現更苛刻的軀幹協調。手臂位置的練習也有幫助：朝向前方的肘部彎曲或側面對稱，手臂對稱或不對稱地

擱置在臀部，大腿，馬匹的臀部等。頭部還可以作為手的支撐表面，例如，手或同時雙手可放置在頭後，在額頭上旋轉或觸摸耳朵。可以通過在軀幹協調訓練中將反身臂擺動引入，將位置變化添加到手臂運動變化上。雙臂盡可能靠近中線時，通過雙臂看一看需處理的移動脈衝是不是以鐘擺式方式「漸漸消失」時，是最好地實現所需的脊柱的精細協調。以頭部作為最高點，軀幹協調的目的是脊柱正向的。在這個位置上盡可能緩解關節的壓力，執行精細協調的先決條件是最有利的。

頭部擺位

腦性麻痺兒童的頭部控制不足是可以改善，與孩子的生長發育一樣相稱。首先，坐在孩子後面的物理治療師，其頭部穩定在所期望的位置。然後，當物理治療師引導肩膀和手臂時，開始旨在發展頭部控制的運動或鍛鍊位置，始終調整個案的平衡頭部。同樣有用的是帶有負重的運動，用於治療個案雙臂放在馬匹的肩膀或頸部。讓孩子握住馬匹的鬃毛也可以被納入。進一步的運動計畫涉及被動矯正之間的交替（通過物理治療師的觸摸完全支持或穩定頭部或傾斜在胸部），並要求孩子通過鍛鍊或放鬆位置積極參與（用手臂躺在馬上，雙腿懸掛）。被動穩定之間的交替，腦性麻痺兒童對頭部控制的積極貢獻和舒張期，同時有節奏地前進，有利於有效的治療。物理治療師的徒手操作技術是基於Bobath開發的糾正運動模式的刺激。

在大多數情況下，成年人的頭部運動問題是肌肉緊張的結果。這可以通過肩帶和頸椎的矯正運動來影響。旨在影響肩膀，頸部和頭部位置放鬆的運動至關重要。微調；他們不應該是大範圍的體操運動，而應該集中精力在肌肉的相互作用上。個案應盡量放下肩膀，延長頸部，增加耳垂和肩膀之間的距離，並將頭部朝著目光轉向。通過說話分心，或者更好地通過歌唱，可以帶來驚人的效果和放鬆。如果頸椎與整個脊柱的矯直結合在一起，那麼最好的結果就是達到最佳效果，頭部為頂，作為平衡桿的最高點。治療特定不正確的頭部位置，如在斜頸痙攣的情況下所見的那樣，可以通過包括持韁繩的變化（changes of rein），斜橫步騎乘技術的運用，或如有可能也可以利用快步（trot）短伸展的步伐等來做為治療手段。

四肢的擺位

　　為了給予四肢的擺位，正確的軀幹和骨盆、臀圍、肩帶，的移動性發揮了整體作用。因此，四肢的反應性運動可以整合到軀幹矯正和協調的治療目標中。骨盆的擺動通過髖關節，將擺動的脈衝傳達到腿部。正確雙腿的位置才能完全吸收最佳的擺動脈衝，以改善軀幹平衡。同時，擺動脈衝動作的微妙過程能夠進行肢體的良好運動協調。對於肩帶，通過抬起胸骨並擴大胸腔，同時使肩膀恢復正確脊柱，為發展無限制的肩帶運動創造條件。當雙臂自由擺動時，聯合動員（軀幹和骨盆、臀圍、肩帶）是明顯的，對角線對應於馬匹相應側面的向前移動脈衝。一方面，這些雙臂擺動的反應是期望的和預期的治療目標，另一方面，它們是用於發展雙臂的檢查運動的前提條件。

　　簡易擺位運動可以促進手臂位置的小變化對步態特異性向前運動的軀幹平衡反應具有特定和有效的影響。當使用手臂位置時，重要的是，位置不是通過加強肌肉（即不是通過等距肌肉收縮的方式）來保持的，而是通過動態和等時的整合，到運動的序列中。否則，它們將阻擋軀幹進入擺動脈衝，或以錯位的形式引起迴避反應。包括四肢在軀幹協調治療中的基礎是穩定肌張力，來鋪陳準備好的手臂運動。隨後，為了盡可能地減少對脊柱的壓力，應保持坐姿中央的「穩定」鍛鍊，即，身體中線，脊柱是縱軸。這些運動模式在表面上顯得平靜。它們是集中力量的表達，並由精心設計的肌肉相互作用所持有。它們不包括持續的平衡運動。這些運動的可能性之間的差異如在滑冰者的姿式中變得清楚。其中在平靜的位置顯示了一個溫和和簡約的解決方案為所需的運動順序；另一方面，正在進行的（外向滑行）運動提供更多的表達空間。

修正式擺位

　　修正式擺位是在各種身體位置進行運動練習時，即使輕微的位置變化也會導致神經肌肉協調的顯著功能變化。因此，如果我將我的右手平放在我的頭頂，我的前額或我的頭後部，右邊或左邊的肩上，身體的各部分之間的相互作用是不同的。如果我將我的雙手平放在大腿或骨盆上腰間的正確位置，同樣因身體的各部分之間的相互作用而不同。身體的每一小部分都會影響整個身體，無論是腳跟還是下顎的位置。

　　物理治療師的藝術悟性在於選擇適應與患者身體問題相適應的矯正位置。物理治療師能夠更有效地與這些輔助工具一起工作，物理治療師藝術悟性的感覺和分析越多，修正式擺位的治療效果就愈佳。物理治療師不得打擾個案對馬匹運動的接受程度，而是利用它。與正向運動相結合的直立姿態平衡允許在靜止狀態下無法實現的移動校正。節奏重複訓練本體感覺，以便個案自己學習自己做運動。每日練習繼續存在的新成就，有力的加強了治療成效。

　　不對稱修正式位置在「直立和向前運動姿態」中進行平衡反應。它們也有助於發展對稱運動。通過輕微的位置變化，創造出無數的變化。練習的選擇需要功能分析，並仔細觀察個案。

知覺訓練

　　知覺訓練不同於對知識的理解或分析，而是對其進行基本的意識。在馬背上練習有優勢——在與馬匹的運動對話中，個案同時受到挑戰和放鬆，積極和被動地移動，平靜，從而開放到感知過程中。運動訓練時的平靜才能展開對身體意識的感知。無數的刺激使個案意識到自己的身體及其運動，身體部位的空間關係和被空間移動。為此，Feldenkrais開發了一個多才多藝的培訓體系。通過身體意識，個案有意義地體驗他的運動問題，並被整合到治療運動過程中。身體意識的發展意味著控制運動，從而增強治療效果的潛力。

　　再重述引導成年的騎馬人士對知覺訓練的意識體認：

　　　　你感覺得到坐骨和馬背有連接感嗎？坐骨兩邊的平均重量同時放在馬背上嗎？你坐騎在馬背上的壓力是否平均？你的坐骨總是在同一位置嗎？你的坐骨是被馬移動還是自己移動？

　　　　你的骨盆挺直嗎？您的骨盆的一半是否高於或低於另一半？

　　　　你能感覺到你的骨盆和下脊椎之間的連接嗎？這個連接是移動還是固定？你能感覺到你的下脊椎移動的方向嗎？

　　　　你的腿長度相等嗎？膝蓋和髖關節之間的距離是否相同？你的腳距離地面是否相等？

　　你的胸椎挺直還是彎曲？當您呼氣時，您的胸骨會改變位置嗎？當你吸氣時，你的胸骨會上升嗎？

　　當您呼吸時，肩胛骨會發生什麼？當您向前彎曲時，肩胛骨移動的方向如何？你的肩膀同樣高嗎？耳朵和肩膀之間的距離是否相同？你能雙肩同時降低，還是一邊一個？

　　你的手臂擺動動作嗎？兩邊的擺幅範圍是否相等？你有意識的努力擺動雙臂嗎？

　　頭是你身體的最高點嗎？頭與您的脊柱垂直一致？當你把頭靠在一邊時，它在哪裡移動？

　　物理治療師的想像力和經驗在這裡是不受限制的。感性訓練應對所需的矯正姿勢產生有益的作用，因為每個動作都是整體的，整體感覺從身體開始。感覺可以通過輕微觸感，局部敲擊或按壓身體部位進一步引導。當個案閉上眼睛並試圖感覺到他在空間中的運動時，例如當騎馬進入拐角或蛇行時，當速度增加或馬匹的步幅縮短時。

　　需要以兒童為導向的感知訓練方法來引導非常年輕個案的注意力。例如，孩子們可以觀察自己的感覺，馬匹身體的溫暖和在各個點上肌肉的運動，如肩膀，頸部，臀部或腹部。馬匹的鬃毛和耳朵是進一步的可能性。還可以包括小橡膠圈或軟泡沫橡膠球。閉上眼睛，在馬上玩「盲人的虛張聲勢」是可能的。只要具體的治療目標牢記在心，這裡對物理治療師的想像力也沒有限制。

實踐基本功能

　　馬術治療中，參與平衡反應的器官，通過節奏的改變，身體運動的速度、方向和位置來不斷地受到刺激。觸覺和深度敏感度以及本體感受是通過壓力，反壓力和溫度來呈現的。這些治療針對運動功能，但是在適當的情況下，也可以使用它們的感覺統合的潛力。運動目標的規劃和範圍可以通過馬背上的技能開發練習來實現。左／右區別是運動障礙兒童的常見問題，可以通過觸摸，例如，馬的右耳，其脖子的左側或其臀部的右側。馬場本身、角落、鏡子，門等

都可以為治療派上用場。在補救教育和神精心理運動治療方面獲得的超越運動功能範圍的大量經驗，也為馬術治療提供了有利的建議。

運動和輔具

運動和輔具有目的地應用，是有利的，因為它們可激發兒童高度的企圖心，以及激勵和提高注意力；此外獲得成就感的喜悅也不可思議地增加了物理治療效果。當我們和年幼的孩子一起工作時，我們會使用輔助設備，對於心智上有疾患的成年人身上，同樣也可使用輔具。一個球要在行走的馬背上經過個案的雙手從自己的腰部，順時針，然後逆時針旋的滾動，轉一圈，轉二圈，這需要個案集中注意力、擁有技能和動力，才能成功地把球繞著身體滾動。成就感的快樂為增加運動的難度鋪平了道路，例如，馬匹更快地移動或更快地處理球。這種做法的目標可以是不對稱症狀的情況下於對稱手臂的運動，受損的手臂整合到運動中，發展軀幹旋轉，受控制的頭部移動和坐姿的穩定。物理治療師打算在具體練習的幫助下達到或甚至超過的治療目標，而決定了使用哪種運動和輔助器材。與馬匹的運動對話和想要放鬆的坐姿在任何情況下都不要干擾。當然，所有運動和輔具都是由個案心智疾患的不同而有不同層面的決定。

兒童或成人適當的治療

孩子的治療必須考慮到其發育成長，就是刺激神經運動，感覺運動和精神運動組成的部分不要超過孩子基礎的發育成長，但也不能給的<處方>效力不足。馬術治療師必須知道什麼時候和以何種治療方式激發或鼓勵兒童在馬背上的運動，以及對運動的要求，並且教導兒童配合學習，進而達到獨立完成馬背上的訓練。

成年人的馬術治療時，必須理解，久坐的成年人，年齡在30至45歲之間的健康，已經顯示出力量，體力和學習新運動技能的能力明顯下降。日常運動技能通常保存在45至60歲之間。在積極而每天運動的成年人，脊椎的靈活性可以提高到70歲。然而，由於神經傳導和反射的速度降低，年齡愈長通常會帶來較慢的反應時間（開始運動的延遲）。老年患者不應該給予（一次性）過度的學習治療。而太少的治療得考慮可能會減弱他們的行動控制。因此老年人需要藉助更多的時間（一週三次以上）來增強治療效果。一般來說，建議對60歲以上的患者進行馬術治療時應特別慎重。

專注、緊張、放鬆、靜止

　　每一個有效的治療方法都是鼓勵個案能集中精神，專心於一件事情上，當專注完成的動作時，會給個案帶來正向的壓力。如果這種壓力表現出來的是身體的緊張，馬術治療師需要仔細的誘導，而放鬆對個案是有益的，如躺在馬的脖子上，頭靠在它上面，雙臂懸垂著。可以通過將軀幹和頭部的重量放置在傾斜或仰臥位置來減輕對脊柱的壓力。俯臥位需要考慮髖關節活動和彎曲能力；仰臥位，則檢視可能的伸展。因此，要仔細觀察患者的任何疲勞跡象；髖關節的運動範圍對於這種放鬆練習的選擇和有效性是至關重要的。如果疲勞不能通過放鬆練習而緩解，應該停止治療。馬術治療，應該永遠保持完美的運動感覺。舉出的幾個擺位方法的建議，是旨在刺激觀察和有目的的行動。現場的創造力決定了馬術治療師專注及專業能力。應該始終努力擴大經驗，因為常規可能意味著發展能力的結束。找到適當的物理治療方案是最佳治療成功的先決條件。

保險

　　為兒童、兒童家長、馬術治療師、馬術治療導師、陪騎者，領馬員，馬場志工們投保意外險是必不可少的。協會的工作人員對保險必須明確地了解，包括事故保險和馬匹的保險。個案必須被告知涉及的事故風險；嚴重殘疾人的意外保險政策等。兒童或兒童的父母或監護人必須以書面形式同意。個案和監護人必須了解所用的馬術治療類型及其適用範圍。

資格

　　物理治療師必須通過馬術治療培訓和實踐經驗獲得所需的資格證書，以應用馬術治療。馬術治療導師也必須通過馬術治療培訓和實踐經驗獲得所需的資格證書，陪騎者，領馬員，馬場志工在馬場工作時，必須對此任務進行可靠的訓練。

適宜的馬匹

　　馬匹的性格和體態必須符合所要求的標準。馬具與教學器材的屬性必須適當配合，而且須不斷檢查以確保其適用性。所用人造輔助材料必須適合殘疾

患者。如果使用馬鐙，必須注意腳不會滑出馬鐙；如果馬鐙連接到馬鞍上，則馬鐙桿必須保持開放，以便馬鐙和皮革在緊急情況下能夠擺脫馬。必須小心地放置諸如毛皮，皮革，毛毯在馬背上，以便適當收緊並防止滑落。治療團隊在任何情況下都不得離開在馬背上的個案。例如，除非個案被另一個助手保護扶持，否則不能去撿拾起從馬背上落下的任何東西，像是球，玩具等

必要的關懷

馬術治療師，馬術治療導師有義務提供必要的護理。必須仔細觀察個案並確保其安全。在馬場執行馬術治療時，馬場應該是獨立使用的空間。治療其間馬場的門要栓好，以防止不相關的訪客，即使是馬場養養的狗也不例外。馬場應盡可能安靜，使治療在集中注意力中進行。如果馬術治療在戶外進行，馬術治療場地必須用適當的圍欄固定。

第八章

心理學應用於馬術治療上的初探

靈魂在所有生物中都是一樣的，儘管每個人的身體都不相同

～希波克拉底Hippocrates

　　馬匹可追溯到五千萬年前的歷史，他們與我們大多數歷史上的人類合作（Ronnberg & Martin, 2010）。人與馬匹的伙伴關係隨著時間的累積而發展成共存的生命體。

　　古希臘人認為馬術和騎馬是一個舒緩人類遭受無法治癒或不可治癒的疾病時一種療癒的方法（Bizub, Joy, & Davidson, 2001）。在1670年，英國醫學之父Thomas Sydenham（1624～1689）寫道：「沒有治療身體和靈魂比每週在馬背上騎馬有益」。馬已經居住在我們的現實和我們的神話裡，在人類心靈中留下了深刻的印記（Ronnberg & Martin, 2010）。

　　醫學之父希波克拉底（460-377 B.C.）在他所寫一篇關於「自然運動」的文章中提到騎馬對身體有益。希波克拉底的醫學簡樸，其療法乃建基於「自然界所賦予之治療力量」（維基百科）。根據此理論，筆者認為在希波克拉底當時的描述中，馬匹與人類就有了心靈上的互動。

　　精神分裂症，抑鬱症，癲癇，癡呆，酒精依賴等精神，神經疾病佔全球疾病負擔的13%（Collins et al., 2011），超過心血管疾病和癌症。抑鬱症是全球疾病負擔的第三大因素，世界衛生組織（WHO）認為抑鬱和焦慮是兩個領先者。流行病學研究中心的主要結果——抑鬱量表（CES-D）評分。超過9%的青少年在基線時報告中度／重度抑鬱症狀（CES-D>或=24）。女性，年齡較大的青少年和少數族裔青少年更有可能在基線時報告抑鬱症狀。初始CES-D評分低（CES-D <16）的青少年中只有3%發生中度／重度抑鬱症狀。（O'Kearney,

Kang, Christensen, & Griffiths, 2009; Rushton, Forcier, & Schectman, 2002）

　　創傷後壓力症（Posttraumatic stress disorder），簡稱PTSD，又稱創傷後遺症於心理障礙診斷與統計手冊第五版（DSM-5）中提到這些症狀傾向於體現單一創傷的個體事件。如果不治療，這些創傷的表現可能會對其個人的精神，情感，身體和精神上的幸福造成不良的影響。

　　揮發性溶劑濫用；根據世界衛生組織的一份報告（2005），蓄意吸入揮發性溶劑和氣溶膠的青少年越來越多，揮發性溶劑濫用是故意吸入的煙霧或蒸氣從一種物質中獲得令人陶醉和改變心靈的作用。揮發性溶劑是大而多樣的，包括油漆稀釋劑，膠水，汽油和流體（Howard, 2008）。揮發性溶劑濫用影響健康，包括凍傷和燒傷（Albright et al., 1999; anezic, 1997），腦和神經細胞損傷（Basu et al., 2004; Dewey, 2002），和心跳驟降（Ballard, 1998; Wille & Lambert, 2004）。而對社會效果同樣具有破壞性，包括學業成績差（Basu et al., 2004），心理健康降低（Mosher et al., 2004），精神傷害（Etsten, 2005）和行為問題，如犯罪（Best et al., 2004）。

　　飲食失調：發生在所有年齡段的男性和女性中，不過它們在女性和女性青少年中最常見。根據全國厭食症和相關疾病協會（ANAD），只有5%至15%的人患有飲食失調是男性。由於主要是女性，則在整個治療過程中處理針對性別的需求。飲食障礙治療中的婦女往往側重於發展一些技能，包括傾聽身體和情緒，學習接受和愛自己的價值，並且在他們的生活中到達他們可以享受自己的一生，而不會痴迷於身體圖片。雖然這些技能可以通過不同種類的治療資源進行干預，但是馬輔助心理治療是最有希望的治療形式之一，為尋求從飲食失調中恢復的婦女取得信任與成功。馬輔助心理治療可以幫助個案改善身體形象，了解和信任。

　　日常生活中遭受暴力經歷的後遺症如綁架，性暴力，謀殺等。而許多人目睹了這些不自然的事情，產生了深刻的後遺症，改變了他們的情緒穩定和身體和諧，因此這導致一些受害者不能回到正常的生活。接受馬術治療的練習可以恢復個案身體活動的協調和平衡，引起個案積極反應。我們必須強調治療性馬背騎乘的效果是多因素的。治療師是必需要的有廣泛的知識與技術上相互關聯的技能，如執行馬匹的動作。自動姿勢穩定與對齊重心使個案適應馬匹的運動以及與環境的互動。而且，在使用的方向和速度的變化上，馬匹步態過

程引起盆腔移位和盆腔旋轉，增加馬術治療在人體運動學上的價值。治療性馬背騎乘有助於加快個案的潛力發展，治療性馬背騎乘通常產生心理治療過程，通過快樂，改變發展心理效應的環境和與馬匹情感的接觸，所有這些重申了科學的康復動機（Barolin & Samborski）。因此，治療性馬背騎乘成為一種心理和生理復健的方法。特別是個案社會化有嚴重的情緒創傷。這表明治療性馬背騎乘活動可以產生刺激的組合，超越了整合認知的物理方面和個人社會化的情感發展。

馬輔助心理治療與馬一起工作可以幫助個案對身體更加舒適，並幫助他們磨練生活技能。「焦慮、情緒調節、信任和身體形像都是飲食失調患者的核心問題」（Mark Hobbins），「與大型動物一起工作需要身體運動和身體意識，並為個案提供機會，找到賦權並享受身體的體驗。」個案被教導通過餵養、梳理和清潔馬來照顧馬。Hobbins解釋說，這些「經驗療法」可以幫助個案「深入了解潛意識體驗，幫助個案遠離思維，踏上感覺。」馬匹是「堅強溝通和設定邊界的偉大老師」。「人們必須學會自信地領著馬，否則他們就被它拖過來」（Musick）。「馬輔助心理治療幫助個案解決恐懼（過去）的創傷，甚至是一盤食物，讓他們深入挖掘，意識到這根本就不是可怕的。」起初，與馬匹一起工作可能是可怕的，馬匹最終會在癒合過程中註入大量的歡愉。

有關的變數：與馬輔助心理治療有關的變數如青春期少年的技能和能力的變化，和發展的時期應該獲得成年所需（Feldman & Elliott, 2000）。同伴互動過渡到次要社會網絡的變化，是具有挑戰性的（Kvalem & Wichstrom, 2007）。在這個轉型期，提供積極經驗的活動可能特別有益（Major et al., 2011）。如認知社會支持，自尊和自我效能都顯示出影響健康，生活品質和應對能力（Westmaas, Gil-Rivas, & 2 H. Hauge et al., Silver, 2011）。馬可以滿足一些基本需求，例如情感的親密和安全通過照顧和梳理馬匹和可靠的養育機會（Burgon, 2011）。馬匹的行為是明確的，通過肢體語言呈現感覺，從而直接響應情緒狀態的人（Birke et al., 2011）。

人與馬之間的紐帶

　　幾個世紀以來，人們談到了「人與馬」的關係，和「馬與騎手之間存在的紐帶」，是否存在？我們可以看得見嗎？馬匹愛好者會驗證我們能感覺到，但我們如何知道它存在？馬匹在20世紀50年代以來服務於馬術治療的多個面相，因為它們幫助人們治愈（DePauw, 1986）。這是什麼？關於馬嗎？那麼神奇又壯觀？他們有什麼能力作為「治療師」呢？他們從來沒有上過諮詢或心理學課程或通過任何認證計畫。他們固有的是什麼？有各種類型與馬匹的關係如；運輸、戰爭、體育運動（即表演、馬術、馬球）、農忙、騎警。是否騎馬創造了一種升高的地位，就像馬匹的歷史意識一樣（Beck & Katcher, 2003）。1974年第一項研究表明（Lynch et al.），當人類進入或離開他們的空間時，馬匹的心率增加，當馬匹是寵物時，馬匹的心率也會增加。Hama等人1996年證實兩者的心率增加模式是馬與人之間的互動。心率是調查馬與人之間相互作用的有用工具。第二個感興趣的問題是確定與馬匹的相互作用是否相符？Anna Wise利腦波的數據包括beta、alpha、theta和delta研究人與馬存在的同步互動（Tellington-Jones, 2006）。顯示出在人與馬的觸摸中有相同的反應，增加的互動同步激化。人類和馬都從基線狀態發生變化，所以關於馬「反映」人情緒的問題可能更準確，這可能部分解釋為什麼馬匹能為治療動物。他們可能有能力同步人類的大腦狀態；一個健康和表現的理想狀態。從這種互動中「保護動物」的人往往受益。在安全的自然環境下，馬可以成為自我或者對象的表現。通過深刻的關係經驗，馬成為一個新的修復對象（心靈的代理人）。最終與馬共同創造的演變關係，以及與治療師，作為個案自我結構的持續環境可以加強（Wolson, 2011）。個案、馬匹和治療師之間揭開深層的原始影響，並通過治療師的理解和解釋。了解個案對馬匹轉移壓力的影響，以及馬匹可能如何影響個案，治療師能夠推斷出個案對馬匹的需求，發現了一些可能缺乏的關係經驗。

理論與風險因素

　　根據認知脆弱性的理論，包括Abramson的絕望理論（Abramson et al., 1998）和Beck's的抑鬱症認知理論（Beck, 2002），負面認知風格構成了重要的風險因素。這些是指推測消極後果的傾向和對一個自我的負面特徵負面生活事件發生時，無價值，不足或失敗。另外，否定認知風格與自我功能失調的思考有關（低自尊）和關於未來（絕望），反過來又是自殺思想的突出危險因素和最終的行為（Abramson et al., 1998）。此外，還有其他關鍵的風險因素被發現：一貫與青少年有關的自殺是合併症，作為一種組合破壞性，情緒和物質濫用障礙，物質使用，自殺手段的可獲得性。馬輔助心理治療與自殺，衝動／侵略，父母精神病理學，自殺家族史，親子關係質量和生物因素（Bridge et al., 2006），都有一定程度的影響。

馬輔助心理治療

　　馬輔助心理治療（Equine assisted psychotherapy、EAP）由Greg Kersten於20世紀80年代後期成立（Kersten, 2008）。Kersten把一些行為偏差的青少年帶到牧場，在某種程度上安排他們工作。類似於今天設計的EAP活動。Kersten於幾個月後就注意到了這些青少年有了重大變化。「涉及馬匹的會議是圍繞設立需要個案的活動而設計的應用特定技能」（Frewin & Gardiner, 2005）。可以開發的技能是「言語和非言語交流、自信、創造性思維、解決問題、領導、責任、團隊合作、關係、信心和態度」（Rothe, 2005）。使用馬輔助心理治療，重要的是要注意，90％的治療發生在地面而非馬背上（Rothe, 2005）。騎術治療用於精細運動技能和核心力量發展（Taylor, 1994）。在馬輔助心理治療是完成特定於解決行為問題，如「注意力缺陷障礙（ADD）、飲食失調、虐待問題、抑鬱症、焦慮症、人際關係和溝通需求」，所有這些都發生在地面。為了讓孩子能夠領著馬，馬必須先從屬於孩子的願望，這樣就可以讓治療師觀察和指導孩

子發展口頭和非語言技能（Rothe et al., 2005）。另外，「領導一匹馬可以證明一個孩子如何感覺到被另一個人帶領，要麼讓馬自由，要麼讓馬更受限制」（Rothe et al., 2005）。此外，領導也可以提請注意身體相對於其他人的安置，從而使治療師能夠指出危險情況，並為參與者尋求他人幫助的機會。一旦完成，可以利用其他活動。如一個這樣的活動被稱為「生命的小障礙」。在這個活動中，參與者的主要目標是說服一匹或多匹馬完成跳躍。在開始活動之前，每個要求參與者將障礙物標示為他或她自己生活中面臨的困難。活動包括：不接觸馬，沒有誘惑的馬，不說話，沒有在場外使用任何東西。這個活動目的是改善非語言溝通，解決問題和思考替代解決方案。

馬輔助心理治療，是指將馬匹活動或環境納入治療。更詳細地說，有益的心理治療是指經驗形式的心理治療，其中參與的有精神衛生專業人員、合適的馬匹，並能與個案進行互動，實現適當的心理治療目標（PATH, 2012）。馬匹是良好的溝通者，能夠反映個案的感受和通過肢體語言（生物反饋）進行回應（PATH, 2012）。這些立即，誠實響應有助於發展非判斷性，非威脅性的環境，個案可以放棄他或她的面具，並建立一個真正的自我概念（Chandler, 2012）。在這裡，言語交流讓位於純粹的身體語言，思想和感受之上。此外，為了控制一個400公斤的馬匹，有必要練習一個平靜自信的行為，明確的溝通和領導，這意味著培訓新的重要技能，最終提高自尊，自我意識和自我成長（Burgon, 2011; PATH, 2012）。

馬輔助心理治療是基於不同理論的原則，包括以解決問題為重點，認知行為，體驗式和格式塔（Gestalt）心理治療。馬輔助心理治療可以被看作是解決問題的自然而安全的理由。在馬匹的存在下可能發生的情況常常反映個案的生活；也就是說，如果某些東西不能與馬一起工作，那麼他在現實生活中可能無法工作（例如清楚溝通）。這意味著馬匹幫助治療師對個案行為的觀察和理解，建設個案、治療師之間的信任，個案對他或她的問題的理解，以及實踐的機會。在安全的環境中新的行為和經驗帶來新的感覺。

馬輔助心理治療中馬匹的角色：心理健康從業者的觀點（Ping-Tzu Lee & Carole Makela, 2015-1）提到，在深化精神衛生從業人員對馬治療因素的觀點調查中，如果馬匹被納入治療之中，馬匹本身就必須在變革的過程中發揮重要作用。Yalom（19952）將治療因素定義為「影響個案變化的實際機制」根據這個

定義，我們要問：在馬輔助心理治療中，馬匹的治療因素是什麼？而能是精神健康從業人員認定為影響個案的變化嗎？

Guba（1996）認為建構主義是一種有助於填補理論空白的方法和實踐。換句話說，科學概括化（例如實證主義和後實證主義）可能不適合在實踐比理論更先進的時候，學習實際的問題（如馬輔助心理治療中）。

生物假說的理論結構；這個研究選擇生物相似假說做為命題基礎，馬輔助心理治療的心理健康從業者通常將馬納入現有的專業理論方法。生物相似假說的創始人愛德華·威爾遜（Edward Wilson）定義：「天生的〔人類〕傾向於注重生活和逼真的過程」（1984, p.1）人們具有與自然環境密切聯繫的本能和遺傳傾向（非人類動物）。生物相似假說表明動物和自然告訴我們自己和世界。人類越來越了解其他生物，人類就越重視其他生物和自身。Wilson（2002）認為人類與非人類生物和生態系統的聯繫具有複雜的利益，這促進了精神和身體健康，並幫助人類發展適應性技能來生存。

有效性

研究的有效性很重要，因為如果讀者信任調查結果並將調查結果應用於決策中，那麼質量的標準植根於認識論（Lincoln, 2011）。建構主義的過程和結果的五個真實性的標準；1、公平：忽視某些參與者的聲音是一種偏見（Lincoln et al.）、2、本體論真實性：參與者更加意識到自己的經歷，更完整的理解其他人（Lincoln; Rodwell, 1998）、3、教育真實性：參與者更多地了解和尊重他人的價值觀，他們了解別人的價值觀如何構成自己的觀點（Lincoln et al., 2011; Rodwell, 1998）、4、刺激真實性：研究過程激發並引起參與者的行動（Lincoln et al., 2011; Rodwell, 1998）、和5、策略真實性：當研究過程賦予參與者的一部分行動時，變化必然是這樣從參與者的角度來看，有效和期望（Lincoln et al., 2011; Rodwell, 1998）在馬輔助心理治療中的實現是未知的。馬匹積極的使用非言語的語言與治療師和個案溝通，意思是馬使用具體行為來對治療師和個案做出反應。參與者將馬匹的行為視為故意的行為為個案或治療師的需求。有時候馬匹以行為來告訴參與者而參與者必須觀察馬匹，並了解馬匹

要與他們溝通。

不同馬匹的相似特徵

馬匹俱有天然特徵，以促進治療癒合，馬兒有趣，大而平靜、馬嬉戲、馬是俏皮的，他們的行為被視為好玩，馬匹的嬉戲帶來快樂、馬匹的大小描述為潛在內化的力量，建立個案信心、馬匹給現在立即的情境中反饋給個案、馬匹幫助個案學習留在正念中（Brown & Ryan, 2003）、馬匹的身體狀況可以舒適，自然會提供安慰的刺激、馬有不同的格性、不同的馬匹可能遇到不同的問題、馬有不同的故事。

個案積極參與馬輔助心理治療

個案尋覓隱喻；隱喻和類比可互換使用Biophilia（1984）、馬匹關係和個案之間的隱喻（朋友）。個案將他們的想法或感覺投射到馬兒身上，投射的簡單定義是，一個人看到他或她自己在別人的特質上（Baumeister, Dale, & Sommer, 1998），投射是個人心理防禦機制（Samuels, Shorter, & Plaut, 1986）。個案發展對馬的同情，藝術家稱他們的畫布是他們的支持，而此刻的馬匹是你的畫布，是你的支持。

馬輔助心理治療幾個名詞和相關單位的簡介

馬輔助心理治療Equine-assisted psychotherapy（EAP）是一種創新的新興方法進行心理健康治療。是將馬匹納入心理健康治療的一員，目前此創新療法正在快速而蓬勃的發展中。

國際治療性馬術專業協會（Professional Association of Therapeutic Horsemanship International），成立於1969年，為特別的個人促進馬輔助活動和

治療（EAAT）需要。通過馬匹的力量幫助個人身體，認知和情感的挑戰，找到力量和獨立性。最近，為人類成長和發展提供服務，諸如領導力培訓，團隊建設和其他人力提升技能的工作場所和日常使用的教育目的。

馬促進心理治療Equine-Facilitated Psychotherapy（EFP），為一個交互過程，其中一名有執業執照的精神衛生專業人員或者作為一名適當的身分認證的馬專業人士，與合適的馬合作，以解決精神衛生專業人員和個案提出的心理治療目標。馬促進心理治療的基礎之一是其系統和整體的方法，在成熟過程中對個案身體，精神和社會視角的影響方面尤其重要。通常，行為偏差青少年也有感情體驗，影響他們接觸的能力。在治療時，通過與馬輔助心理治療在與馬匹的接觸中可以有效地建立健康的身體自我形象和損傷的情緒和感覺運動元素的癒合（Keren Bachi, 2011）。

馬協助成長和學習協會Equine Assisted Growth and Learning Association（EAGALA）成立於1999年，是國際非營利組織，專門從事馬匹解決心理健康和個人發展需求的協會。EAGALA模型，通過EAGALA獨家實踐模式的培訓和認證，EAGALA制定了馬輔助心理治療和個人發展的全球標準。

動物擁有的獨特性，往往使人類選擇以個人喜好的角度出發。馬，特別是有能力提供夥伴關係和正念的反饋意見給人類，以支持自我意識，並幫助人類學習看待事物中另外的觀點，達到更清楚的溝通（Keaveney, 2008）。馬匹對其所有者的影響研究，非治療性語境中的個案們表現，存在固有的目標導向，感知有關馬匹的相互作用（Keaveney, 2008）。馬輔助心理治療與社會心理一致，廣受現代人歡迎，建立了有效的健康目標。但以實證科學而言，仍缺乏堅實的研究證據來支持其有效性（Bachi, 2012; Thompson et al., 2012）。

個案所感受到的好處與馬匹進行互動時，如社交，信息和情感支持，誠實，反饋以及情感意識，真實性，溝通，信心等的經驗教訓。根據這些信息，馬兒似乎被認為是心理增長的特別有用的媒介。這為馬輔助心理治療提供了基礎。

行為偏差的青少年經常受到重大的壓力，馬輔助心理治療對他們的管理壓力和解決問題的策略，在未來的心理上發揮著重要作用（Boxer, Sloan-Power, Mercado, & Schappell, 2012）。馬輔助心理治療提供了一個獨特的壓力管理和解決問題等領域進行體驗式技能建設的機會，因此，可能特別有助於滿足這一群體的需求。Trotte（2008）發現，行為偏差的青少受益於馬輔助心理治療，已

超越了傳統的課堂的諮詢干預（classroom-based counseling intervention）。馬輔助心理治療針對青少年抑鬱症、焦慮症、創傷後壓力症候群（post-traumatic stress disorder, PTSD）、及性虐待的受害者（Kemp, 2013）、具有強烈社會情感需求的青少年、青春期情緒障礙，提供了很大的技能和溝通能力及密集的社會需求（Tetreault）。

　　馬匹可以滿足各種關鍵人物的需要。包括安全感和關係中的可預測性，無條件的感覺，積極考慮和歸屬，體驗成就和看待進步的手段，了解自我控制製作為控制環境的手段，和提供體驗冒險的機會以及來自於自我激勵。在馬匹作為被捕食的動物，在其概念化之中，馬匹第一件重要的事是需要知道一個接近的人是否是一個捕食者。為了有效地接近和與馬匹互動，理論上人必須意識到自己的行為，是否傳達出是個捕食者。馬將釋放時緊張或恐懼（如人類），這被認為是對馬危險的信號，Weiss（2009）指出當我們的行為與我們的情緒不一致時，馬匹對人類情感的敏感基礎和感知人心情的技巧可能有所表現。

　　馬匹還有一個天性是群聚動物，有嚴格的社會階層或秩序，（Keaveney, 2008）。他們的生存基礎很大，他們有能力成功地導航這個層次結構並清楚地傳達權力（Mann, 2011）。為了獲得馬匹的信任，人類必須表現出領導和理解這個層次結構（Parelli & Parelli, 2012）因此，認為馬匹功能的社會層次為積極的社會情感的結果貢獻了另一個有價值和獨特的組成部分。馬匹使用身體進行溝通，被認為有很強烈的閱讀別人身體語言的能力（Brandt, 2004）。身體語言反映或匹配人們的情感或精神狀態（Garcia, 2010），並以這種方式提供即時反饋給我們人類的情緒和行為（Pendry & Roeter, 2013）。人類與馬匹在當下互動，當人的行為發生變化時，馬的行為也會發生變化（Parelli, 2013）。馬匹能夠發現參與者的信心和經驗。這個想法促成人類與馬匹相互作用的方式，以及人的思維方式，這個過程對馬匹的合作至關重要。接近馬，用身體語言傳達非掠奪性方法（Skeen, 2011）。馬似乎閱讀了我們的行為，並根據這些線索作出回應。

　　改變的隱喻；促成馬輔助心理治療的另一個潛在機制是在某種情況下使用變化隱喻。具體來說，馬匹的反映能力、人類經歷的潛在情緒允許一致和立即的反應，我們非語言的提示和情緒，有助於促進真實的行為模式（Cohen, 2008; Mann, 2011）。Weiss（2011）認為；人們也發現，在與馬匹合作中，改變你

做的事情會導致更改馬匹的反應。在馬輔助心理治療中，個案面臨著注意馬匹行為的挑戰，為了對自己的行為和情緒有所了解。馬輔助心理治療干預措施在實踐中已經流行起來，但研究的基礎證明，這些方法是否是有效的證據是有限的。進一步的研究是需要澄清使用良好控制和隨機樣本的馬輔助心理治療提供揭示這些技術的有效性機制。

我們要思考的兩個方向：

一、什麼樣的研究結果可用來驗證和更好地理解馬輔助心理治療方法的作用機制（Cody et al., 2011）

二、支持馬輔助心理治療以循證治療evidence-based treatment（Selby&Smith-Osborne, 2013）為依據，進行試驗和研究，以確定馬輔助心治療的有效性。

參考書目

1、《基本馬術》 張基照 著

2、《馬運動器官傷害要義》 吳應寧 著

3、《馬術經典教程》 唐明川 譯

4、《馬術手冊》 韓國才 譯

5、 *Riding & Stable Management. Stage One and Two* by Hazel Reed and Jody Redhead

6、 *Horsemanship Manual Leave 1 to 4* by CHA

7、 *Horse Behavior* by George H. Waring

8、 *Developmental Riding Therapy* by Jan Spink

9、 *Horse & Pony Encyclopedia* by Sandy Ransford

10、*Hippotherapie* by Ingrid Straub

11、*Horse Sense* by John J. Mettler

12、*Therapeutic Riding I Strategies for Instruction* by Engel

13、*Therapeutic Riding II Strategies for Instruction* by Engel

14、*Therapeutic Riding II Strategies for rehabilitation* by Engel

15、*The Rider's Handbook* by Sally Gordon

16、*Dressage* by Leonie Maeshall

17、*The Young Rider's Book of Horse & Horsemanship* by Isabelle Von Neumann-Cosel-Nebe

18、*Horse Gaits Balance and Movement* by Susan E. Harris

19、*Balance in Movement* by Suasnne von Dietze

20、*Therapeutic Riding* by Wolfgang Heipertz

21、*Physical Rehabilitation Assessment and Treatment* by Susan B. O'Sullivan & Thomas J. Schmitz

後 記

　　書頁編好了，發現還有二頁可以使用，當然美編一定有能力填滿這兩頁，但聖翔建議我可否寫個後記，大約一千字左右。我想了想，也好，因為這本書是我個人所寫，必然會有遺漏、不足或是尚需要考證的地方；我也希望借此一角將心中的期盼分享給開卷的讀者。所以我又反省及校閱文稿，試著理出幾個面向，希望對馬術治療能達到拋磚引玉的功效。

　　像所有科學一樣，醫學處於不斷發展的狀態。研究和臨床經驗拓寬了我們的知識，我個人認為馬術治療跨越過動物治療的範疇，是完全而不容妥協的醫學專業知識，而又因為馬匹的特質使得馬術治療的藝術氣息同時含蓋了心靈的依賴。因此身為一位馬術治療師，在物理治療理論與馬匹行為的探討上，不能只單單依靠文字就以為能夠理解，必需要有充足的實務訓練，這十分重要。傳媒理論家Norbert Bolz說：為了有能力發表意見，人們終究必須親自下場玩一回。

馬術治療是一種天賦

　　天使與魔鬼Angels & Demons影片中有一句對話：信仰是一種天賦。我的內心反覆思考這句對話，總覺得它像一個彗星擊中了深壓我內心已久的靶心；馬術治療是一種天賦。自然和學習心理特質之間的對比有著很長的歷史，我們暫時將哲學理論擱置，存而不論，天賦予學習之間的區別是非常錯綜複雜，我想在這裡又要重提的是馬術治療師、馬術治療導師的特質：

　　1、自我體悟：培養自己的行為屬性的精確意識，以及你如何展現給別人。有助於保持思想與行動一致。

2、承擔責任：馬術治療擁有高度團隊合作的精神，有一句話深深嵌入每位角色的心中（甚至馬兒）「**這樣做可以嗎？**」。從別人的角度看待事情，是增強心理能力的主要條件。

3、謙卑：歌羅西書3:13「彼此忍耐，原諒你對彼此的不滿。」善用謙卑的稟賦，並成為馬術治療團隊特質組合的人。「真正的優點，就像一條河，越深，所產生的噪音就越少」～1st Earl of Halifax。

4、熱情：追隨你的熱情，不忘初衷，你熱愛馬術治療並相信自己在做什麼時，你的團隊也會有相同的努力，有效地傳達願景。

5、尊重：尊重人是許多道德理論的核心概念，近年來，尊重已延伸到人以外的生物和自然環境。學會相信自己與團隊學習信任你一樣重要，是一個關鍵性的價值。

專業，是馬術治療安全的守護神

我們不能讓馬背上的個案從馬背上跌下來，這也就是為什麼德國培養一位馬術治療師需要600個小時的實習。首先，專業不但要品質保證，而且須將意外降到最底，個案舒適地坐在馬背上是具有挑戰性的。其次，馬匹的幸福也列為優先事項。我們都知道馬兒是我們謀生的伙件，僅此：我們欠他們許多。再者，支持你的個案，向個案解釋，我們為什麼要為他做這麼特別馬術治療，支持比當朋友好得多。最後，是課程計畫，馬術治療師為個案的需要設計自然的熱身，強化鍛鍊和有趣的治療活動，鼓勵個案的學習風格，滿足個案復健的要求。馬術治療師、馬術治療導師的口袋裡總是放著一大堆的活動技巧。永遠不要忘記，認真的馬術治療是帶來開心與歡笑的。

請各位讀者，不吝賜教

書寫完了，馬術治療的科學傳播還是要繼續奔跑，希望各位讀者，各位物理治療、職能治療、言語治療、心理治療的老師們，能給本書指導與建議。協

會的電子郵箱：tsapp@ms5.hinet.net

　　寧靜的窗外，可以聽到大地的呼吸，抬頭，一輪滿月孤寂的掛在穹蒼，現在應該是三更了。借用Alfred Tennyson一首詩的後三句，做為擱筆前，對馬術治療的隱喻：

　　　這三人結合得如此甜美
　　　使我凍結的心開始跳動
　　　想起了心中往昔的熱情

　　　　　　　　　　　王挽華　謹識　　于　首相書坊　2018／03／31

圖　示

馬術治療圖示及其延伸

1、平衡

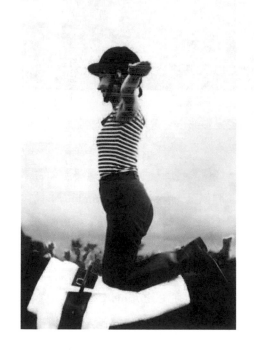

馬背體操中平衡的要求十分重要，平衡帶給身體適度的伸展與心靈的平靜穩定。

Renaissance Haute Ecole（高中）有一句老話：馬永遠是對的。

騎馬可以給我們一種運動，一種能量，但我們必須塑造運動，我們必須引導能量。

我們需要的成功，是真正的愛馬和謙卑，向他們學習。馬背上平衡的旅程漫長而充滿了無人能夠回答的問題。這就像穿過霧靄滿山的森林裡一樣。馬僅對我們的行為，我們的體重和我們的平衡作出反應。

2、伸展

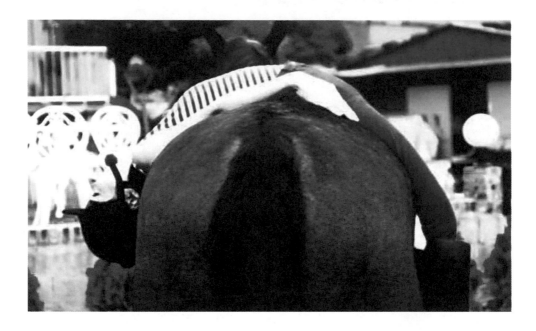

　　了解我們的核心肌肉很重要，核心肌肉不僅僅是腹部，它還是整個身體肌群。包括影響你的脊柱，骨盆和胸腔。我們的骨盆在盛裝舞步（馬場馬術）中扮演著至關重要的角色。不穩定的骨盆會造成不穩定的胸腔和肩帶。你作為一個騎手想要了解身體如何運作是有道理的。關鍵肌肉創造良好的核心穩定性：**腹橫肌 Transverse Abdominus**；把它想像成你的中間緊身胸衣。它是你咳嗽時發出的肌肉。**腹外斜肌 Obliques**；是我們轉身的肌肉。**腰肌 Psoas**；它幫助彎曲你的臀部和側向旋轉，還可以在側面彎曲脊柱，擴展和旋轉脊柱。其主要作用是骨盆的管理和控制前後運動。**髂 Iliacus**；髂骨始於髖骨內側的髂窩。它加入了腰大肌，兩者通常被稱為髂腰肌。**梨狀肌 Piriformis**；有助於旋轉和延伸臀部以及內部旋轉和彎曲。**臀大肌 Gluteus Maximus**；這有助於控制腰部的腰部前後平衡。當緊張時，這可以抑制馬匹的平衡。**腰方肌 Quadratus Lumborum**；附加到底部肋骨和你的腰椎以及你的骨盆（髂嵴）的背面。這對你如何移動，站立和騎馬有著重要的影響。**臀中肌 Gluteus Medius**；這種肌肉向內旋轉臀部，並向外髖關節外展。幫助騎手在馬鞍中心保持平衡。

3、上馬

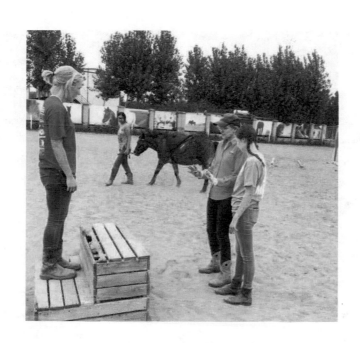

　　個案的上下馬在馬術治療中是治療師關心與專注的地方，避免行動不便的個案因上下馬而造成第二次傷害。個案中尤其是腦性麻痺的兒童。

　　痙攣型腦性麻痺 spastic cerebral palsy：肌肉僵硬而緊張（特別是當試圖快速移動時），使其難以移動並減少可能的移動範圍。

　　運動障礙腦性麻痺 dyskinetic cerebral palsy： 肌肉在僵硬和鬆弛之間切換，導致隨機的，不受控制的身體運動或痙攣。

　　徐動型腦性麻痺 ataxic cerebral palsy：當一個人有平衡和協調的問題，導致搖晃或笨拙的運動。

　　混合型腦性麻痺 mixed cerebral palsy ：個案出現上述多種症狀時。

　　您也可能會聽到諸如單側偏癱、下肢偏癱、半身偏癱、三肢偏癱、四肢偏癱指的是腦受傷引起身體各部位的傷害。

4、上馬

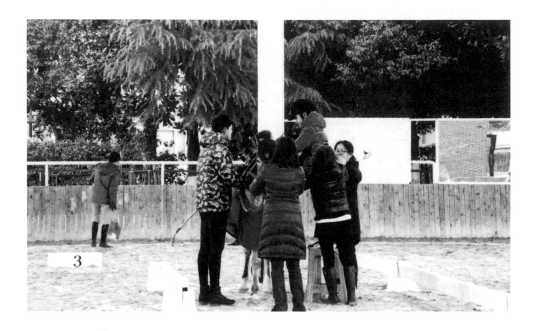

　　領馬員將馬牽至上馬區，轉身正面對向馬匹的臉（正面），雙手分別握在馬龍頭兩側，穩定馬匹，穩住馬匹不要動來動去。圖中背對我們穿紅色羽絨大衣者為領馬員。

5、上馬

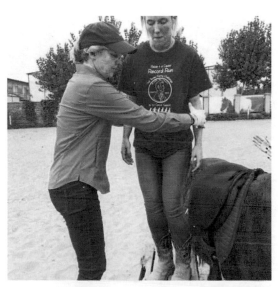

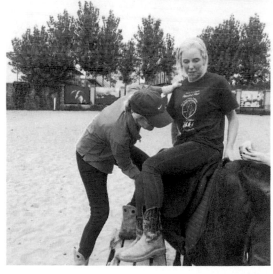

　　如有站力能力的個案上馬時，背對馬匹鞍墊，治療師扶其坐在鞍墊上，協助個案單腳由前跨過馬背。治療師應知道個案病史，給予適當的協助與擺位。馬術治療的事故中有70%發生在上下馬時。

6、上馬

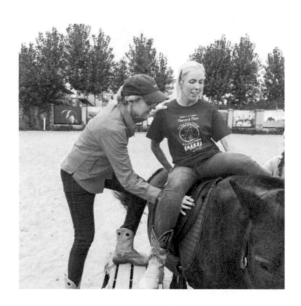

　　腦性麻痺的診斷非常複雜，通過檢查孩子的病史和進行體格檢查來進行診斷。嬰兒可能有多種類型的病症，並且他們的症狀可能在早期發生變化，診斷受影響較重的兒童比較容易。對於較輕的孩子，可能需要較長時間的觀察，有些兒童直到8、9歲才有較明確的診斷。

　　醫生測試寶寶的運動技能，尋找特徵性症狀並考慮孩子的病史。可以使用CT掃描或MRI掃描來檢查腦部的異常情況。某些實驗室檢查可能有助於排除涉及運動系統（如Tay-Sachs病）的其他原因或神經系統疾病。

　　Tay-Sachs病是一種導致大腦和脊髓神經細胞破壞的遺傳疾病，是由染色體15上的HEXA基因的基因突變引起，突變導致一種稱為β-氨基己糖苷酶A的酶，導致分子GM2神經節苷脂在細胞內累積，因而產生毒性。診斷是通過測量血中氨基己糖苷A水平或基因檢測，這是一種鞘脂類疾病。

7、上馬

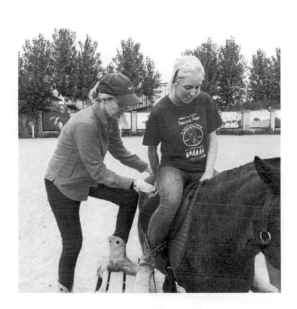

　　遇到痙攣型腦性麻痺兒或腦部受創的個案，有可能雙腳呈現剪刀腳 scissor gait，治療師在上下馬時對個案需十分心細，盡可能給予個案舒適的上下馬環境。

　　這種步態的腿部、臀部和骨盆中的這些區域會有不同程度地彎曲，呈現出蹲伏的外觀，而緊繃的內收肌會產生極度的內收，膝蓋和大腿會以類似剪刀的運動形式出現，甚至有時會穿過、交疊。

　　治療師也要保護自己：

　　上馬時可使用腳凳、斜坡道或電動輸送帶，可以幫助預防上下馬造成個案的疼痛。

　　保持雙腳寬闊的支撐、慢慢移動並進行控制用腿和腹肌移動個案而不是你的背部！

8、下馬

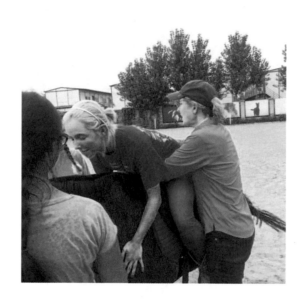

回到上馬區下馬最安全，馬匹與工作人員及個案都熟悉的環境。

在冬季，請注意個案的服裝夾在馬鞍上！

讓馬面向個案將要離開的方向，讓他們通過馬頭，而不是臀部。如果騎手難以行走，盡可能靠近大門。

使用任務分析並向所有人解釋您在做什麼。

如果個案有使用馬蹬，下馬時個案的雙腳要先脫離馬蹬。

9、下馬

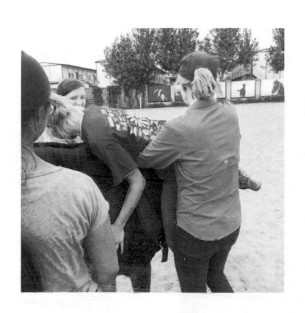

韁繩在領馬員的手中，個案將手放在馬匹脖子上，放低上半身，向右看。

治療師可以說「給你的馬兒一個擁抱」、「向前傾」或「彎曲你的胳膊肘」右腿由後跨過馬臀部不要碰到馬臀部，否則你會傷到他或以為要他往前走，可能發生危險。

越位的陪騎者有助於在需要的時候將他們的右腿抬起來。

用一隻腳站在另一隻腳的前面，支撐個案上半身，保持背部平直，前面的左前臂平行於地面，推到個案的臀部，用右手接受個案的右腿並將其沿左腿移動，以便慢慢地滑向地面。

安全地離開馬場，某些個案可能需要你握住他們的手或肘部來協助行走。確保他們走在馬匹的頭前，而不是馬匹後方。

10、平台上馬

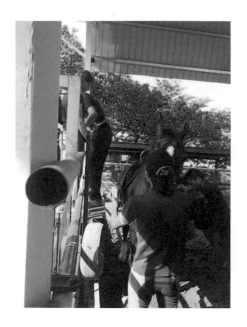

　　因為馬場沒有懸吊式位移設備，所以個案上馬選擇平台式上馬，圖中教練牽馬至平台（與馬背同高），個案背對馬匹，先側坐馬鞍上，然後抬起個案左腳抬高經馬匹的頸脊漸漸移至馬匹左邊後個案臀部坐正於馬鞍上。由於個案雙腳內收肌太緊，限制了運動範圍，在上馬時需注意，避免疼痛。馬匹開始行走（walk on）約五分鐘，可以緩解雙腳的僵直與痙攣。

　　下馬時，馬右邊的陪騎者輕輕將個案的右腳抬起跨過馬匹背嵴後側坐，左邊陪騎者可以讓個案摟抱住陪騎者的脖子，像滑溜滑梯一樣慢慢滑至地面，等個案站穩後，領馬員將馬牽離，再讓個案坐在輪椅上。

11、平衡

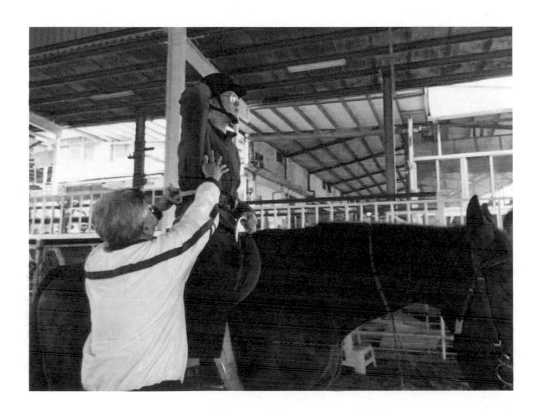

　　我們要求個案的坐姿平衡：

　　軀幹被認為是自主上肢功能的重要組成部分，包括運動控制和的靈活性。對於有運動障礙的個案而言，雙手特別重要，這樣他就可以用它來支撐自己坐著，站著或行將自己拉到想去的位置。治療應該更多地關注平衡練習。

　　馬背上動態坐姿平衡訓練：走 walk on 以及停 halt，繞馬場的蹄跡線，在馬匹行進時給與個案平衡訓練，單手放在大腿上、雙手放在大腿上、單手插腰、雙手插腰、單手平舉、雙手平舉，（別忘了馬在行進中）、拍拍手三下、六下、十下。然後馬走十步，停三秒，停與走之間會有重心的改變。放鬆身心。騎行中走路和跑步一樣重要。

12、設備

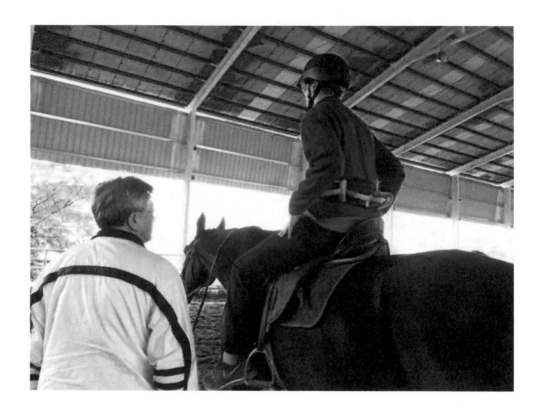

The Professional Association of Therapeutic Horsemanship International PATH Intl. 解釋：

　　不要過分強調治療中心安裝設備的必要性。你的特殊需求將由你視個案的需求決定。如果個案使用助行器或電動輪椅，建議使用安裝坡道。記住，所有治療中心都有一個目標：增加個案的獨立性。

　　多數的電動輪椅驅動裝製放在右側，因此希望從椅子的左側轉移到馬和越位。「任何坡道都應使用盡可能小的坡度。新建築斜坡的最大坡度應為1:12。」

　　在每個斜坡和斜坡運行的底部和頂部需要著陸。「著陸應該至少與通往它的斜坡一樣寬。著陸長度應至少為60英寸（1525毫米）。如果坡道在著陸時改變方向，最小著陸尺寸應為60英寸乘60英寸（1525毫米乘1525毫米）。」

　　斜坡上下馬的位置應陳設在正式馬術治療場區**之外**，避免造成危險。

13、治療馬

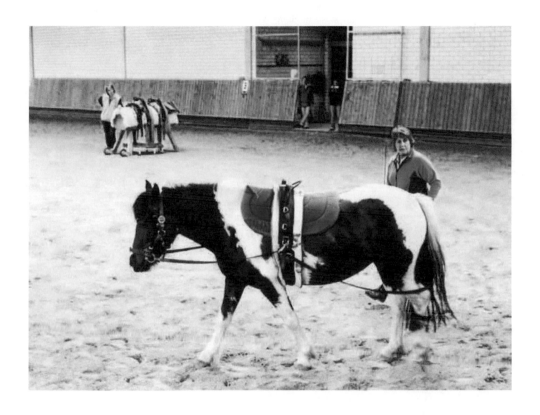

　　1998劍橋大學研究調查了1,000名騎馬意外而住院的病人，結果發現每100小時的休閒騎行、每5小時的障礙賽以及每一小時的越野賽會，會造成一次傷害，而馬行為傷害最高的發生原因則是發生在馬房部門。

14、輔具

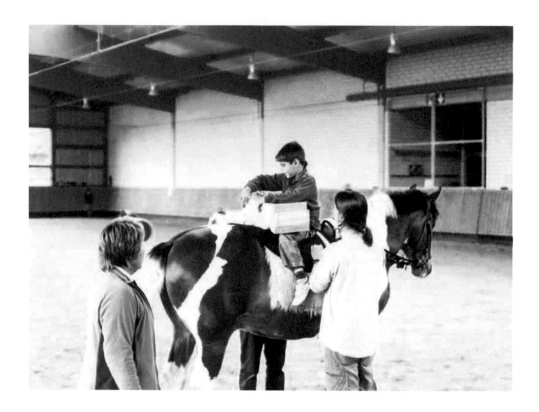

　　坐姿提供了將髖關節設置為外旋和外展的機會,由於馬背的移動而允許直接影響骨盆,從而教導重新排出軀幹的肌肉協調。在這個位置對患者有明顯下肢痙攣的兒童或是腦性麻痺沒有獨力坐著的能力的孩子是一個好的擺位主意。治療師因此有機會避免不必要的腿部握持,這會妨礙骨盆需要的協調和馬背的移動,從而導致產生病理性運動模式。

　　馬術治療師可因個案需求而設計不同的輔具,如:楔形木板、治療球、振動墊、擠壓墊、特製鞍、帶有魔術貼功能不同形狀的塊狀物支撐固定、游泳圈、汗墊等。

15、馬房管理

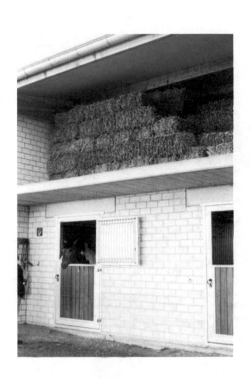

什麼是馬房管理？

馬房管理涵蓋了所有與馬匹相關的事情，它包括照顧一匹馬的所有方面。如馬俱、清潔馬、餵養、飼料、馬廄清潔通風、足部護理、修蹄、釘蹄、包紮和包裹、急救、預防火災。提醒獸醫師按時為馬匹健康檢查，打預防針及給予驅蟲藥等等。

馬房管理對馬場中的所有馬匹承擔全部責任。確保每匹馬都在適當的時間被餵食。阻止弱小馬匹被優勢的馬匹欺負，並且滿足任何醫療或其他特殊需求。馬房管理人的工作永遠不會結束。即便你是馬主，也有責任在任何特定時間確切地知道妳馬匹的需求。這是每位業主或騎手都應該了解的管理基本知識。騎馬的人知道如何照顧它是公平的。

孩子可以從馬房的管理中獲得充足的資源，當他們照顧別人時，即他們的馬匹時，他們首先將被照顧者放在第一位。他們也開始意識到照顧一匹馬有多大的工作，更重要的是它會改善孩子和他們的小馬之間的聯繫。而最大的原因是，馬房管理很有趣！

16、暖身

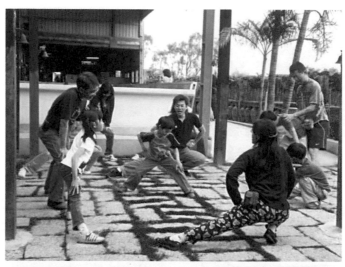

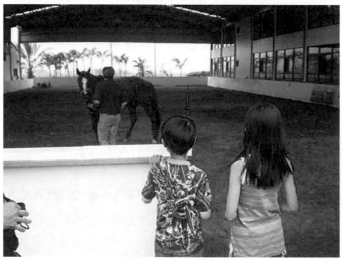

　　在運動前適當地暖身體操以防止運動受傷並使你的鍛煉更加有效。暖身至少需要6分鐘。 如果你覺得還有需要,可以多一點時間熱身。

　　馬兒在運動前也需要暖身以避免受傷,這對馬兒來說是非常重要的。熱身模式約10分鐘,直到你的馬兒放鬆且有節奏,然後再進入其他訓練練習。

17、有意義的牽馬

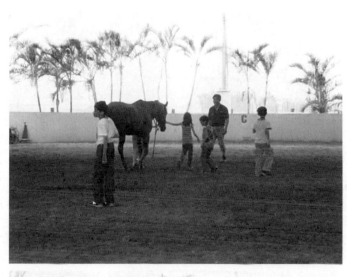

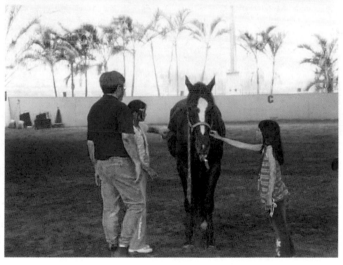

　　Dr. Temple Grandin曾說：「我希望今天更多的孩子可以騎馬。人與動物應該在一起。我們花了很長時間一起發展，我們曾經是合作夥伴。」

18、餵馬

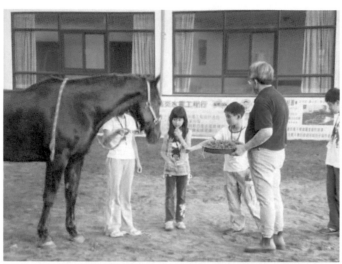

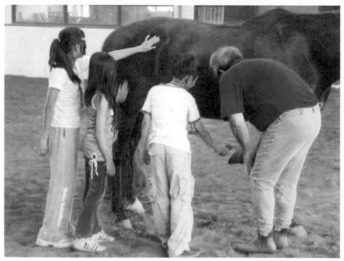

Therapy counsellor Gabrielle Gardner 說「匹馬是完美的鏡子,他們是非常感性的生物,我們才開始意識到他們有多聰明。」

19、洗馬

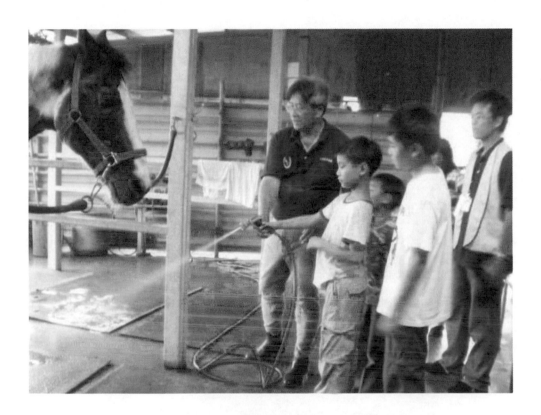

　　在人與動物相互作用中，親社會行為的增加產生了有利的生理變化。研究表明，與動物互動可以影響與減壓有關的各種生理過程，包括心率降低（Polheber & Matchock, 2014）和皮質醇水平（Beetz et al., 2011）。

　　馬輔助治療 Equine-assisted therapy（EAT）是使用馬匹及其環境來實現職能治療師所設計的治療目標（Taylor, 2010）。用於感覺處理、學習、社交互動和社會情感發展（Bracher, 2000）。

20、同儕互動

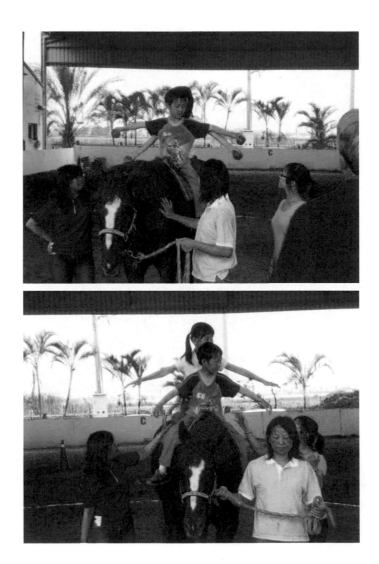

　　人類和馬匹在歷史多個層面上都是交織在一起的。人與馬之間的持續關係導致了體育運動的創造。馬匹現在開始在人類的新領域再次為人類服務，物理治療隨著治療計劃的出現而融入馬匹多種健康相關的治療策略。

21、同儕互動

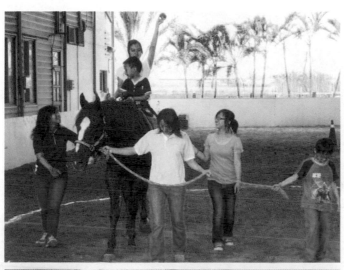

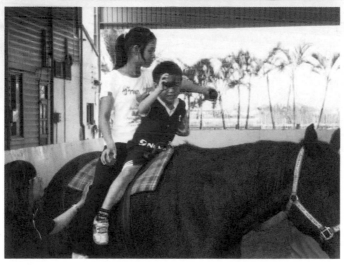

兒童是受益於馬術治療的主要人群。研究人員對馬術治療特別感興趣，是因為馬術
治療具有整合身體系統所有能力的功效。

22、同儕互動

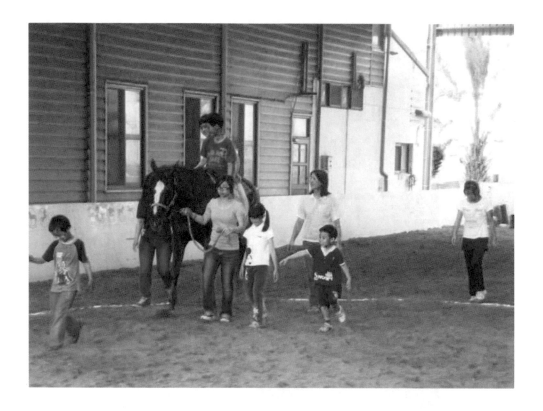

　　自閉症影響兒童日常功能，包括溝通、社交互動、認知功能、運動功能和感覺（Taylor et al., 2009）。Ajzenman、Standeven和Shurtleff（2013）研究了馬術治療對運動的影響。研究指出，神經系統受損的兒童通常有一個減少功能性任務期間的姿勢控制。他們認為這是由於不正當的體感，視覺和前庭系統之間的相互作用導致自閉症兒童在日常活動中習慣和適應能力的限制。而馬術治療提供了一個獨特的機會挑戰並改善姿勢控制，孩子們必須一再回應馬匹來的維持穩定的運動變化。馬術治療不僅可以幫助治療個案的身體症狀，還可以用於社會／情感方面（Holm, 2014）的心理益處。

　　兒童需要給予和接受愛，來成長和發展自己的身心。馬匹提供無條件的愛。當兒童與馬匹一起工作時，他們也會了解身體的位置，與其他人的關係，並可能改善他們的情況（Dyer, 2000）。

23、遊戲

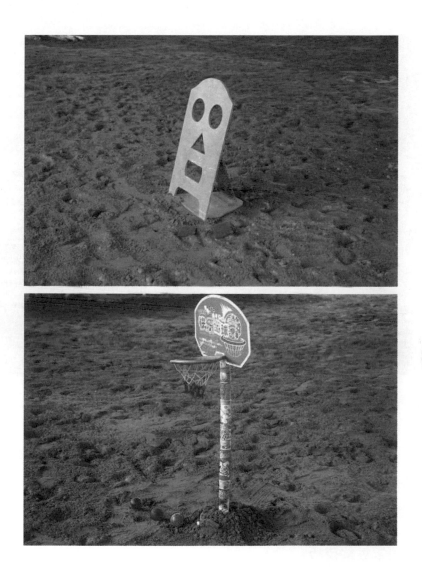

　　丟沙包：用不同的圖形給予不同的分數。個案在行進的馬背上投擲。距離約在1～2公尺遠的地方。目地：對象控制、跟隨方向、大動作技巧、空間意識、手眼協調。

　　灌籃高手：用球（不同大小及顏色）投籃擲準。個案在行進的馬背上投擲。距離約在1～2公尺遠的地方。目地：本體感覺、手眼協調、拮抗肌肉使用。

24、打綁腿

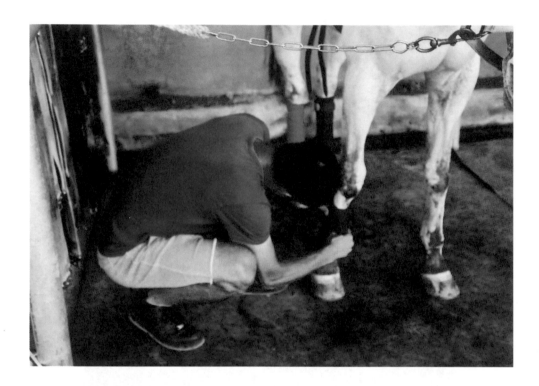

　　今天的馬匹繃帶設計用於強度、支撐和多功能性。你選擇的繃帶類型應該部分取決於你的需要。不管你選擇的繃帶如何，理想的繃帶應該是：靈活：支撐腿部，但仍允許運動和保持循環。透氣：讓適當的空氣流通和防止細菌滋生。可伸展：可以輕鬆放置在你的馬身體或腿部的任何區域。防滑：無論馬匹動作如何，都能將繃帶保持在位。不粘：可以在你的馬身體的任何區域使用，而不用拉扯皮膚或頭髮。

正確的繃帶包紮技巧

　　無論你使用何種繃帶，正確的繃帶使用都是必不可少的。保持清潔：不要使用骯髒、潮濕或撕裂的繃帶，新的繃帶總是最好的。經常改變它們：除非你的獸醫指示，每天至少更換一次繃帶。保持壓力相等：當你包紮繃帶時，從前到後，從外到內（左腿逆時針，右腿順時針）。這有助於防止肌腱拉離大砲骨（Cannon bone）和血管。

25、上龍頭

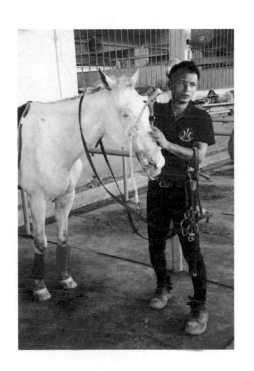

首先準備韁繩，如果韁繩被扣住，鬆開鼻樑和喉嚨閂鎖，並確保韁繩解開。如果韁繩乾淨柔軟，那麼對於你的馬來說，會更舒適。檢查龍頭接縫合處是否良好，皮革是否有裂痕。

用左手握住韁繩，用右手輕輕地將韁繩放在馬頭上。如果你個子太小而無法接觸到馬頭，最好是站在椅凳上，而不是試圖將馬頭拉下來。

站在馬匹的左肩朝向前方，把你的右手放在馬匹脖子上，並繞著馬匹鼻子。然後將你的左韁繩拿到右手，並將其夾在頰部的一半處。仔細做這件事，這樣馬不會退縮。有的教練會將馬頭韁繩解開，而不是讓馬頭領（headcoller）半圈在他的脖子上。即使只是將繩索穿過繩環解開，也比冒著脖子上的頭領鋌而走險的風險更安全。如果你的馬有可能在這種情況下脫套而跑出，那麼在引入馬韁之前，你需要更多的準備工作。

現在，您可以用握著韁繩的手輕輕穩定馬匹的鼻子，同時將口銜移到馬匹的嘴邊。

26、上龍頭

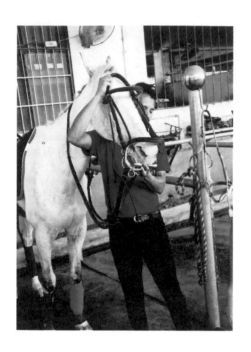

當你把口銜放到馬嘴邊時，只要你確定口銜適合馬匹，這是一個非常好的主意，讓他可以自願地接受它。當你用右手靠近馬匹嘴巴時，你可以輕輕按摩，並用左手隨意用嘴唇和牙齦。不要試圖撬開牙齦或捅牙齦，保持溫柔，用拇指鼓勵馬張開口。將拇指滑入齒間空間。如果你的馬不願意張開他的嘴巴，那麼你的大拇指在他的舌頭上擺動，刺激馬匹張開嘴。

一旦馬匹張開嘴，將你的右手（冠部）向上抬起，朝著馬匹的耳朵滑動，並將口銜滑動到位。在做這件事時，用左手引導口銜，防止頭帶和韁繩纏繞。直到馬自己張開嘴。壓力應該來自冠部向上移動，而不是用左手推動位。

27、上龍頭

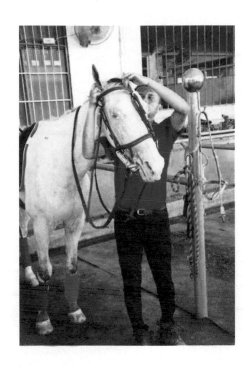

　　用左手抓住韁繩的冠部，用右手輕輕彎曲馬的右耳，將其滑入冠部，再次將握把韁繩的冠部轉向右手，左手輕輕滑動冠部下方的左耳。盡量不要將韁繩拉得太高，從而拉扯馬匹的嘴巴。也不要同時套過馬匹左右耳，會造成擠壓和疼痛，不要讓你的馬耳朵不舒服。

　　做韁繩的喉嚨門鎖。這種耐力韁繩在喉嚨鎖扣處有一個突起。大多數傳統皮革韁繩都有扣環。這樣你的馬就可以適當地彎曲他的脖子，不要把喉嚨鎖緊；留下約4英寸鬆弛。你應該能夠在錶帶和馬匹的下巴之間滑動你的手的寬度。

　　除非你使用特殊的鼻子帶，例如八字形、閃光帶，否則當你完成鼻帶時，在下頜和帶子之間留出約兩個手指寬度。如果你使用勒馬口銜，你需要完成勒馬繩或鏈帶。在鏈條和下顎之間留下兩個手指的寬度。如果鏈條太鬆或太緊，會使鏈條或鏈條的作用更加嚴重。口銜頭的端口，它可以轉動，注意口銜頭的端口可能因扭轉傷害到馬匹嘴巴的頂部。

28、口銜

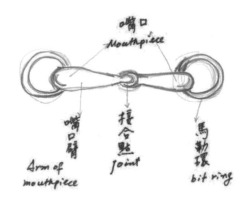

如何為馬兒選一個合適的口銜

選擇的一般規則是盡可能找到柔和一點的口銜,但仍然可以讓你與你的馬兒清楚地溝通。一個不合適或過於重的口銜可能會導致馬嘴的疼痛和不適,甚至受到傷害。把你的時間花在這個決定上,並且跟經驗豐富的導師學習。馬術比賽禁用的口銜你當然也不要用。

從口銜鐵開始:口銜鐵的選項是溫和的、流行的,只適用於你拉的壓力。只有在這匹馬很難控制的情況下才能嘗試較強的口銜鐵。

測量馬匹的嘴巴:可以為此目的購買測量工具,對於大多數馬匹,從4-5英寸(10-13cm)口銜開始,並根據需要進行切換。

選擇環形狀:鏈條的外側由嘴巴兩側的環組成。常見的選項包括D形環,O形環和可自由旋轉的鬆動環。

選擇一個嘴口(mouthpiece):口銜配有各種嘴口,橡膠或塑料塗層的嘴口比裸露的金屬棒更溫和。較薄的嘴口通常更容易切斷馬匹的嘴或引起疼痛。

考慮自己的騎乘能力:初學的騎手有可能拉韁繩過度用力傷害到馬嘴。選擇口銜之前,應該有相當時數的騎乘經驗。

選擇口銜:口銜的形狀有許多種,你可能需要嘗試幾個才能找到一個有效而合適的。

29、步態

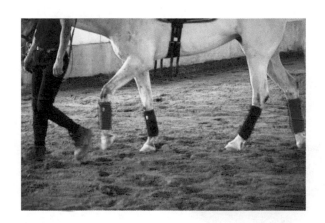

馬的四種步態

馬有四種自然步態,然而有些品種的馬有第5、6或第7個步態,有可能是自然的,也有可能是訓練出來的。再者步態的起始也要看從馬匹左側或是右,請記住這一點。

走步(walk):走步是一個自然的四拍動作。馬總是有三個蹄腳在地面上。 走步是最慢的自然步態,它是最穩定和最舒適的。

快步(trot):快步是一個穩定的二拍動作。這種步態有一段暫停期。馬從一個對角線跳到另一個。在這些彈跳之間,所有四條腿會離開地面。由於快步每一步都有兩次跳動,並且有瞬間在半空中,所以騎手和馬上下跳動(我們稱為「張貼 posting」)會更舒適。

慢跑(canter):慢跑是三拍動作。這種步態在每一步之後都會暫停一段時間。這種步態從後腿開始,然後通過搖擺運動導向前方。當你跑步時,你將臀部放在鞍座上(不像快步)。在學習慢跑之前,確保你的平衡和節奏在快步中與馬保持一致。

馳騁(gallop):馳騁是一個四拍動作。這種步態與慢跑相似,但馬匹的腿一次只移動一個。馳騁感覺就像一個快速的慢跑。騎馬馳騁時,請將您的座位略微抬出馬鞍,將您的重量放在您的腳後跟上。在嘗試馳騁之前,你必須能夠100%控制馬匹,並能夠平衡所有其他步法。

30、騎術

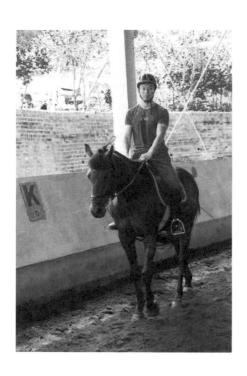

　　騎馬可以是一種有趣的體驗。然而，要學會騎馬，需要大量的訓練和經驗。確保你知道如何備馬、引導和給指令，讓你的馬正常移動。你也必須知道如何訓練你的馬，並在騎馬前與他們一起做基礎工作（潔清馬）！基礎工作是關於騎馬的最重要的事情，你必須在騎馬前每次都做。基礎工作有助於平靜你的馬，讓你的馬知道你們是為同一個目標共同努力的伙伴，然後牽馬至騎乘場，上馬！

　　上馬的方式有多種，如果你是初學者，為了自己及馬匹的安全與健康，建議你用短梯或凳子站上去上馬。從左側上馬。將左腳放在左邊馬蹬中，並向上拉動你的身體。把你的另一隻腿（右腿）繞過馬後方的身體，跨過坐正，用你的腿抱住馬，然後把你的右腳放入右邊馬蹬中。如果你是初學者，請選擇訓練有素的馬。選擇在騎行期間享有冷靜和合作聲譽的教學馬。

　　坐正：一旦你在馬鞍上，花點時間確保你處於適當的位置以保持平衡。保持直立：請記住，當你騎馬時，你應該能夠要求自己的耳朵、肩膀、臀部和腳跟成一條直線。保持雙肩平直，大部分體重都放在臀部的座位骨盆上。

31、騎術

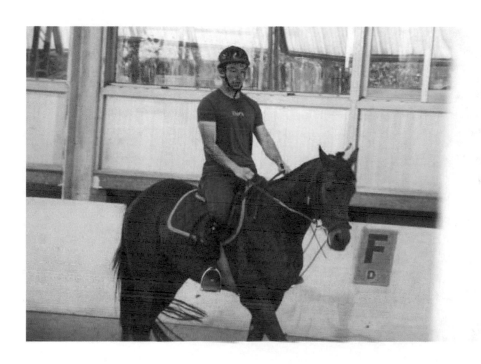

　　腿在正確的位置。一旦你感到安全平衡，讓你的腿進入適當的位置。這對於初學者來說可能特別困難，所以要花時間確保你的雙腿位置正確。將你的腳後跟放在臀部下方。你的腿應該向內轉。雙腿不要向外翻，你的雙腿抱住馬。但別把馬挾擠得太緊，而是讓你的腿向內彎曲。當你騎馬時，你的腳趾應該朝上。保持腳踝穩定，腳跟向下。

　　嘗試用你的腿輕輕地擠壓馬匹的肚子，同時握韁繩的双手向前微微伸出，這應該表明你要馬匹前進，如果你的馬沒有回應，可能需要進一步提示。你可以用腳後跟輕輕地踢你的馬。不過，不要太用力。儘管馬俱有厚厚的皮革，但如果你用力過猛，它們可能會感到疼痛。一般來説，輕輕拍打是讓一匹馬走路所需要的。馬鞭輕拍或口頭提示也有幫助。

32、衝刺馬 lunge

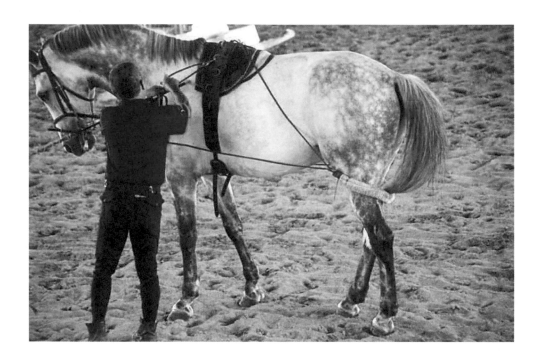

　　本描述如何衝刺馬，而不是如何訓練馬衝刺。為什麼衝刺馬？無需騎馬，您可以讓您的馬安全燃燒多餘的能量。它可以幫助教馬學習順從。正確完成，它可以幫助馬學會更加靈活和平衡。衝刺馬可以用來觀察馬匹步態，看看它是否跛腳。可以使用衝刺來增加馬匹健身，特別是如果馬沒有工作。而且，可以進行衝刺來幫助騎手學習技能，而不必擔心控制馬匹。

　　如果你的馬將在左邊工作，請用左手握住調教索，並在右邊握住馬鞭。你、調教索和鞭子，成為三角形的邊，你應一直保持是三角形的頂點。你的馬將成為三角形的基底。你的雙臂應彎曲在肘部，你應該站立放鬆。讓你的馬「走路」。每次提示時，每次使用相同的音調來幫助你的馬理解你的聲音非常重要。

33、描述

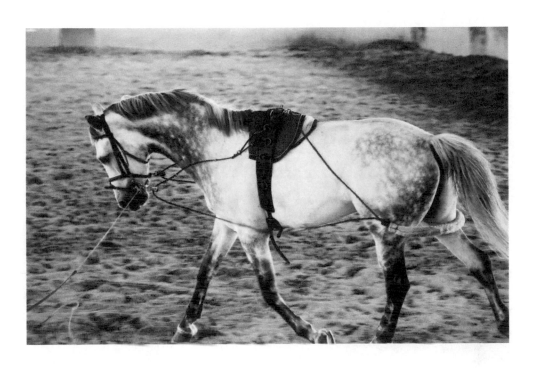

我一直在閱讀大量的詞彙，對馬兒情感的描述：

醒目，明智，可靠，聰明，質量，有才華，華麗，安全

善良，可愛，美妙

有趣，美麗，高大，真棒，非常嚴肅，

運動，溫柔，需要幫助，

冷靜，調整得很好

主導，強大

馬兒明智的觀察和坦率，揭示了人性的痛苦，所有這一切，意味著馬匹的崇高。

馬兒的勇氣，毅力和善良存在於永恆。

34、馬行為

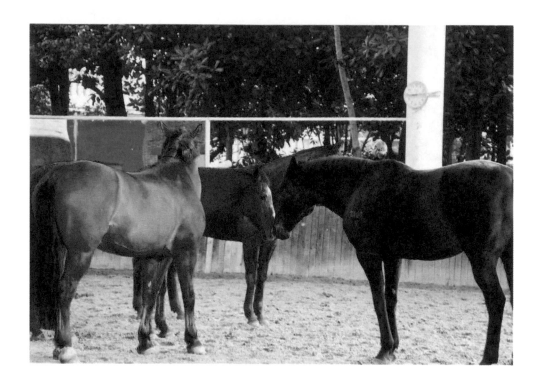

　　人類的歷史與馬兒的歷史緊密交織在一起。人類對馬兒的迷戀可以追溯到我們的穴居人祖先。當考古學家發現古代文明的遺跡時，他們還發現有證據表明馬是社會和經濟結構的一部分。馬也是我們社交結構中的一個重要項目。

　　並非我們所有對馬匹的迷戀都可以用實際或實用的術語來解釋。這匹馬的優雅和美麗如今吸引著我們，就像它迷住了幾千年前的穴居人藝術家一樣。馬是生活的藝術作品，最重要的是，它可能是如此迷人並困擾我們人類的馬兒的神秘感。體現在馬中的是我們人類在自己身上發現的同樣的抽象和無形的個性特徵。我們理解馬匹的願望不過是渴望理解我們自己和我們周圍的人。

　　馬兒有十種秘密或說特質，深深紮根於DNA的基因之中，無一例外。

35、馬行為

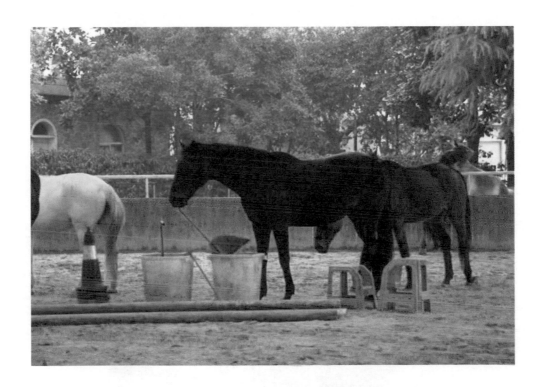

逃跑的秘密：直接從任何可怕的刺激中衝刺是馬匹生存的最佳途徑。

感知的秘密：沒有經驗的騎手往往無法理解馬匹的極端感知能力。

反應時間的秘密：「反應時間」被定義為感知刺激並對其作出反應的能力。

快速脫敏的秘密：馬比任何其他動物更迅速地對可怕的刺激敏感。

學習的秘密：馬對可怕刺激的敏感性超快，而且對學習也以相似的速度獲得。

記憶的秘密：馬永遠不會忘記任何東西！幸運的是，馬匹懂得原諒。

統治層級的秘密：牧群動物，受制於統治層級，馬需要領導才知道何時何地運行。

運動控制的秘訣：運動控制是馬訓練學科的基礎，馬控制同伴發揮主導地位。

身體語言的秘密：當馬匹願意服從任何統治時，馬匹會發出微妙的肢體語言。

早熟的秘密：馬是預先社會物種其印記中態度，氣質和反應是在產後立即進行。

取自 Dr.Robert M. Miller

36、冬冬奇遇記

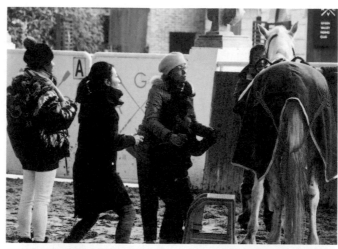

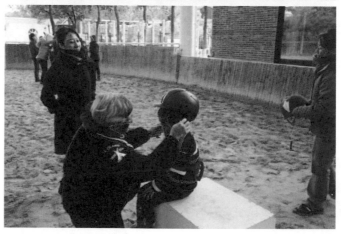

　　2018上海的冬天飄著雪，我們坐在城隍廟一處小吃廣場，一邊休息，一邊品嚐有名的小吃酸奶，突然眼尖的金枝老師跟我説，我身後有個腦性麻痺的小男孩。基於專業的關懷，我們請了小男孩的奶奶和小男孩與我們閒話家常。

　　冬冬（假名），八歲，患有水腦症，發展遲緩，雙下肢肌肉僵硬，步態不穩，但口齒還算伶俐，很乖巧。我們為冬冬的奶奶解釋了什麼是馬術治療，願意義務的幫助冬冬。頭圍很大，選了成人最大的安全帽，還是嫌小。

37、冬冬奇遇記

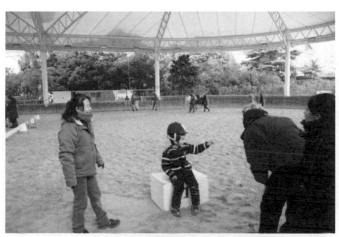

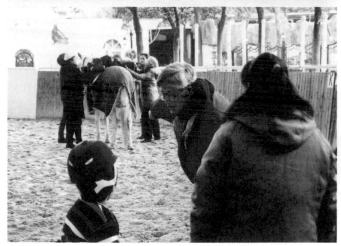

冬冬還是怕上馬,「我只騎那最小的馬。」雙方開始討價還價。

你看,那位小朋友都很勇敢的躺在馬背上,我們在你的旁邊保護你。

38、冬冬奇遇記

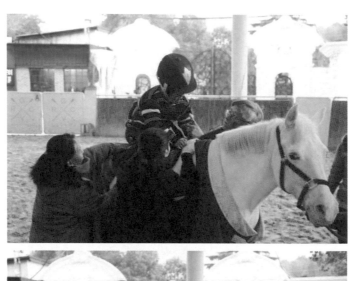

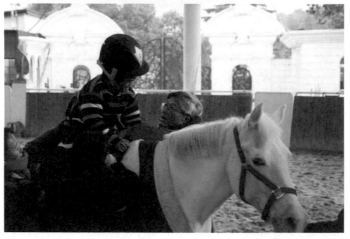

結果達成協議：上馬只走一步。

冬冬心不甘情不願，哭著坐上馬背。坐好了嗎？王爺爺幫你的腿放好。

39、冬冬奇遇記

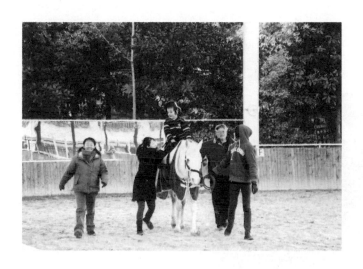

我們走了三圈，冬冬在馬背上有說有笑，非常開心。笑容在冬冬的臉上，如陽光。志工的我們相互微笑。

「博感情」的幾個要素：

1、建立「信任」，第一次見面就要有正向的互動

2、用他們的「語言」，有時候可以把自己當成丑角

3、「誠心」是上上策，不經意的錯誤可以得到化解

4、「示範」做給他們看，同年紀的人示範更有效

5、「獎勵」口頭讚美，很實際，偶而有個小禮物如圖畫筆，增加榮譽的冠冕

6、使用「延長號………」，對下一次的約定

7、讀者可以再往下寫您的心得

40、擊個掌 High-Five

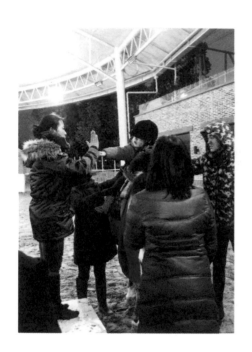

High-Five又稱 Give Me 5，通過使用肢體話言、視覺線索、角色扮演和問題解決來分析社交場景，使自閉兒融入學習。鼓勵再鼓勵。

研究證明，當一個人在背部、頸部接觸，甚至是擊個掌中獲得撫摸（無性）時，具有一定的自我滿足感。

High-Five是一種相互的感覺，因為雙方都以共同的理由接受和欣賞。是兩個大腦的聯繫。兩種截然不同的思想相互平行的藝術和現象，這是非常罕見的，因為我們都有不同的思維方式，所以興奮的相互分享使得聯結更加強烈。

High-Five雙方的手掌應該敞開，所有的手指都與同伴的手指保持良好的接觸。它使問候更加激動人心。有趣的是，如果你舉的手高出肩膀以上，那麼血液可以從掌心快速衝出，有利於直接進入大腦。

41、依戀理論 Attachment theory

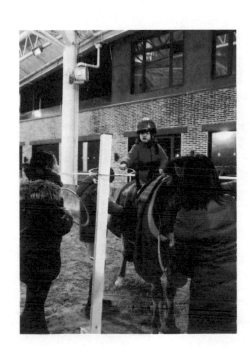

　　依戀理論解釋了人與人之間的聯繫互動，其中馬通過無條件和安全模型建立一個安全基地不論經濟，社會，文化，語言，和／或身體能力。使用這種策劃關係有助於治療。無條件的支持環境與自我認同的內在優勢，馬幫助自閉兒、腦性麻痺、發展遲緩兒童克服感知並確定了挑戰。

　　在治療性馬背騎乘對自閉兒社會功能的影響（The Impact of a Horse Riding Intervention on the Social Functioning of Children with Autism Spectrum Disorder）的論文研究中證明：治療性馬背騎乘有助於低功能非語言障礙的6歲至9歲自閉兒的社交功能、治療性馬背騎乘10週後顯著減少了自閉兒活動過度和煩躁不安。治療性馬背騎乘的一般經驗，如觸摸馬或馬匹步態的律動節奏，有助於減少自閉兒的症狀和活動過度。這與生理學的現有文獻是一致的。（Androulla Harris and Joanne M. Williams, 2017）

42、我只想讓孩子們靜靜的坐一會兒，但

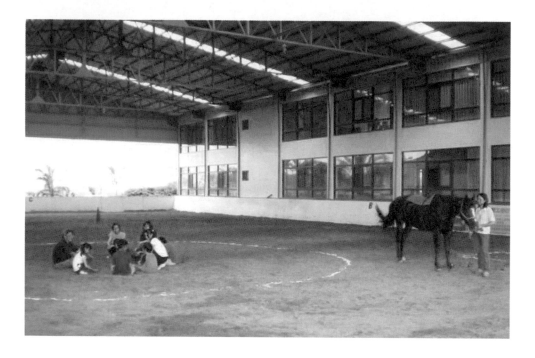

　　這是2015 HTEI國際馬術治療研討會上我報告文章的最後一張PPT照片，有三位外國的同行朋友在問是冥想嗎？

　　我倒比較傾向於向他們回答：正念mindfulness

　　正念意味著直接了解自己內外發生的事情、讓我們自己清楚地看到現在的時刻、也幫助我們更早地注意到壓力或焦慮的跡象，協助我們更好地去處理、提醒自己注意自己的想法、感受、身體感覺和周圍的世界、正念不是所有事情的答案

　　任何人都可以做正念練習。沒有障礙。無論你多大年齡，你的身體能力如何、正念並不晦澀或異乎尋常。我們來説是很熟悉的，因為這是我們已經做的事情，我們已經是這樣了，簡單實踐來培養這些天生的品質，以多種方式讓我們受益。

43、兒童騎馬的好處

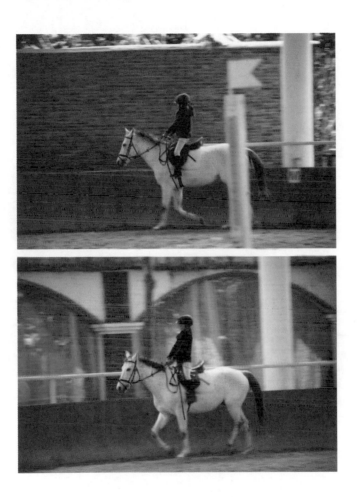

　　對孩子來說，騎馬是一種自然的鍛煉形式！能同時發展平衡和增強肌肉，學習更多的協調。面對恐懼和不確定性，學習騎馬的第一件事就是自信地行事。因為騎手若對某物感到害怕，馬也會如此。馬對騎手的情緒非常敏感，並且經常反應這些情緒。

　　對於年幼的孩子來說，騎馬有豐富的教育意義。鼓勵他們計算小馬的耳朵和腿，小馬的蹄節奏和他們在騎行中的位置。他們還可以學習字母，並學習與騎乘相關的關鍵詞。大一點的孩子往往有機會參加比賽，這需要學習和記憶一系列盛裝舞步的連續動作以及比賽規定的圖形。

44、兒童騎馬的好處

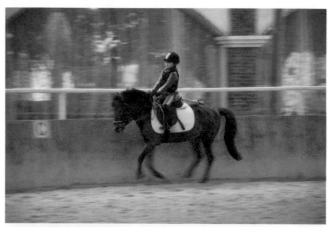

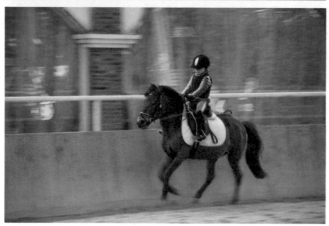

　　小馬並不總是按照他們所說的去做，並且適合教授談判技巧。孩子們學習「問」和「告訴」之間的區別。

　　發展以上所有技能對於成長不僅是一個騎士，而且也是一個人。至關重要的是，他們也可以應用在馬匹的世界之外。你的孩子會認為這很有趣，而且，學會能夠幫助他將來成長中一輩子的技能。

45、兒童騎馬的好處

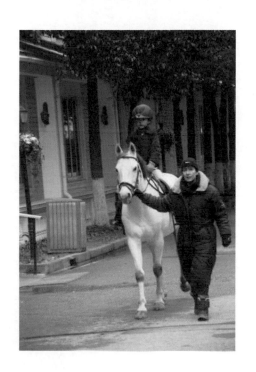

兒童騎馬的好處是無價的，根據格雷斯路德蘭學院馬術隊 Grace Lutheran College's Equestrian Team 的學生和家長列出了前五名兒童騎馬的好處。

紀律和責任

擁有和騎馬的責任和奉獻是孩子們的一次偉大的生活體驗。在確保馬俱有正確的營養、健康和訓練以便騎乘時，兒童可以學習時間管理、日常雜務紀律、設備保養、耐心和堅持不懈地獲得和完善新技能、決心、勇氣、承諾和毅力、擁有一匹馬也是謙遜的一課。

友誼

「有很多關於兒童騎馬好處的科學研究，但是他們沒有提到的是；孩子們在競爭時的友誼」。騎士與他們的馬匹之間的友誼是難以形容的。不僅是他們的寵物，而且是一個可靠的朋友。這種聯繫永遠會改變他們的生活。

46、兒童騎馬的好處

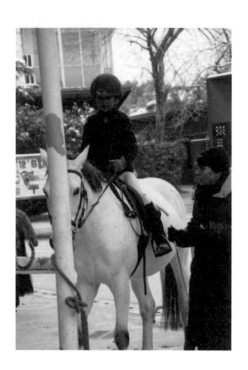

運動

提供體力活動，增加健身和力量，還可以鍛煉大腦。研究發現，馬匹在騎行時產生的振動激活了被稱為交感神經系統的大腦區域。提高了兒童們執行行為任務的能力，從而帶來更好的記憶，學習和問題解決。

實現目標

兒童們成長，朝著任何學科努力並實現目標，有助於培養生命的毅力。兒童與青少年的生活做好更好的準備，為了實現目標，兒童體驗到感恩，成就感。知道如何應對失望的另一面也同樣重要。

自信

成長中的孩子可以在學習關懷和騎馬時體會到豐富自信。持續培訓所需的努力和堅持，即使面臨挑戰，也會增加孩子的自信心。

國家圖書館出版品預行編目

馬術治療 / 王挽華著. -- 臺北市：傷健策騎協會,
　2018.04
　　面；　公分
　ISBN 978-986-96356-0-8(精裝)

　1. 物理治療　2. 馬術

418.93　　　　　　　　　　107004866

馬術治療

作　　者　王挽華
出　　版　中華民國傷健策騎協會
　　　　　112 臺北市北投區振興街45號
　　　　　電話：+886-2-2823-6450
製作銷售　秀威資訊科技股份有限公司
　　　　　114 台北市內湖區瑞光路76巷69號2樓
　　　　　電話：+886-2-2796-3638
　　　　　傳真：+886-2-2796-1377
網路訂購　秀威書店：https://store.showwe.tw
　　　　　博客來網路書店：http://www.books.com.tw
　　　　　三民網路書店：http://www.m.sanmin.com.tw
　　　　　金石堂網路書店：http://www.kingstone.com.tw
　　　　　讀冊生活：http://www.taaze.tw

出版日期：2018年4月
定　　價：680元